# *Hypnose Minceur*

## Maigrir, une bonne fois pour toutes

Maigrir et rester mince pour la vie, se nourrir en abondance et reprogrammer corps et esprit

# Introduction

## Maigrir

Il y a de bonnes chances que la personne qui tient ce livre en ce moment soit une personne qui ressent un besoin de maigrir ou de perdre du poids en graisse. Il arrive que, chez certaines personnes, ce sentiment d'avoir besoin de maigrir soit exagéré, mais pour ce qui est de la majorité des gens qui veulent maigrir, il ne l'est pas. Cet ouvrage s'adresse aux lecteurs de tous les continents, mais surtout aux lecteurs occidentaux ou de culture occidentale. Néanmoins, il est certain que ce programme a été conçu en réponse à cette épidémie nord-américaine d'obésité, de surcharge pondérale ou de simple surpoids.

Mais que l'on soit le lecteur d'Europe, celui du Canada, du Québec ou des É.-U., nous avons tous sensiblement la même base métabolique et un peu la même façon d'accumuler des graisses corporelles. De plus, nous sommes dans une progression constante et fulgurante de démocratisation de l'alimentation, ce qui est, on le constate, une situation pour le moins délicate et périlleuse pour les nouvelles générations européennes qui ont, maintenant, cette opportunité de malheur de « manger américain ».

Bref, la personne qui fait la lecture de ce livre, en ce moment, veut probablement maigrir. Ce livre parle du programme Permamince® qui se veut le programme le plus réaliste et le plus définitif dans l'amaigrissement au poids santé minceur et dans le contrôle du poids. C'est à ce point de ce livre que je dois dire au lecteur de d'abord consulter son médecin avant d'entreprendre tout programme d'amaigrissement ou d'exercice…Voilà…C'est fait.

Il est impossible, avec ce programme, d'encourager des symptômes d'anorexie. Il est impossible, avec ce programme, d'encourager des symptômes de boulimie et il est impossible, avec ce programme, à moins d'une pathologie particulière, de ne pas retrouver son poids santé. Ce programme est, avant tout, basé sur le savoir et ce livre est un outil de transmission de ce savoir. J'ai voulu, tout simplement, contribuer à mettre un terme à cette folie des régimes et diètes qui sont prédestinées à être toujours à recommencer parce qu'elles ne disent pas tout et que leurs fondements scientifiques sont limités ou dépassés. L'on sait déjà qu'à chaque fois où l'on recommence un régime de perte de poids, il devient de plus en plus difficile de le faire et ce livre explique pourquoi, très clairement.

Ce livre explique aussi mes motivations et qui je suis. Mais, d'emblée, que le lecteur ou la lectrice sache que je n'ai les mains liées par aucune organisation ou aucun ordre de nutritionniste et que je ne suis pas médecin. Rien ne dicte ma pensée et l'expression de celle-ci que les résultats de mes recherches et les conclusions que je présente ici. Je vous parle d'abord d'égal à égal. Je suis victime, comme vous, de concepts alimentaires qui, s'ils n'étaient promus par des impératifs financiers parfois énormes, pourraient être qualifiés de totalement déments. Et ce, avec la complaisance de professionnels qui semblent se trouver à l'aise dans autant de confusion.

J'ai voulu créer l'ultime et définitive solution à ce problème du surpoids en graisse pour la majorité de ceux qui en souffrent inutilement et je pense, en toute humilité, avoir fait un grand pas en avant avec ce programme que j'ai appelé Permamince®.

Préparez-vous à dire adieu aux graisses accumulées inutilement, mais aussi à dire adieu à tous les régimes

4

passés, présents et à venir et à certaines notions obsolètes comme le fait de devoir compter les calories. Préparez-vous à comprendre les processus qui vous ont fait accumuler des « réserves » inutiles en graisses et à être armé à vie contre l'embonpoint.

Avec l'hypnose, vous obtiendrez un changement au niveau subconscient qui vous permettra d'avoir un comportement alimentaire adéquat mais dans l'abondance nutritionnelle et le retour de la fête qui est sensée être au cœur du simple fait de manger. Avec l'hypnose vous retrouverez, ou trouverez, l'envie et la motivation de changer de paradigme de vie, et faire un équilibre joyeux entre l'énergie assimilée et celle que vous dépensez avec vos activités ou simplement votre rythme métabolique.

Il aurait été facile pour moi d'utiliser les régimes actuels, ou un régime particulier que votre nutritionniste vous aurait donné, et vous motiver avec l'hypnose. Le problème est le suivant : mes recherches m'on amené à comprendre au-delà des enseignements habituels contradictoires tel que le concept des calories et des « portions ». J'ai donc du refaire le travail nutritionnel et le travail d'enseignement au niveau des échanges énergétiques. C'est en partie cela que ce livre explique. Je ne peux pas travailler en hypnothérapie avec des concepts faux, qui sont inexacts ou inadéquats. Voilà pourquoi ce livre vous explique les tenants et aboutissants de ce mécanisme de prise de poids en gras, en regard des dernières découvertes en matière d'alimentation, et de bien d'autres facteurs, comme des facteurs psychologiques.

# CHAPITRE I

## Plus de questions que de réponses

Le mot « maigrir » est un mot très utilisé, parfois très grave. C'est le challenge, le sujet épidermique, émotif, souvent affectif. Maigrir, c'est le sujet de débats à l'échelle mondiale. Si l'obésité est une maladie, est-ce que l'embonpoint en est une? Où se situe la surcharge pondérale? Quelle est la marge entre les deux et à quel niveau place-t-on ce que l'on appelle l'obésité morbide? La maigreur alors, qu'est-ce que c'est? Qu'est-ce qui est « normal » ou non dans un cas comme dans l'autre? Bien sûr, dans nos pays à cultures occidentales, nous avons, plus ou moins, standardisé des réponses à ces questions, mais est-ce que le fait de classer quelque chose en améliore la condition ou nous donne des solutions? À ce jour, ce ne fut certainement pas un gage de succès. Pourquoi engraisse-t-on? Est-ce que l'on engraisse parce que l'on mange du gras comme si l'on « enmoutardait » parce que l'on mange de la moutarde?

Le poids santé, qu'est-ce que c'est? Est-ce le résultat d'un calcul de facteurs comme la taille en hauteur, la taille en volume et la densité de l'ossature? Est-ce un état où, peu importe l'épaisseur de la couche de graisse, la personne serait en santé et en une forme physique et physiologique acceptable? Est-ce une donnée d'actuariat qui sert à calculer les risques de pertes des compagnies d'assurance? Est-ce une façon de comprendre les coûts de la santé d'une société ou d'une collectivité, ou de la détresse psychophysiologique d'une personne en individu?

La nutrition, l'alimentation, la diététique sont elles autant de sciences ou la même? Est-ce que ce serait alors une science qui aide et aurait aidé les gens à garder ou retrouver leur poids santé ou est-ce une science assez immature encore et qui n'aurait pas fini de faire des erreurs, et pas des moindres?

Comment est-il possible que, dans la durée de vie d'une personne qui aura consulté des dizaines de médecins différents, que la question de la nutrition ou de l'alimentation n'ait que très rarement été soulevée? Et, encore, une fois le sujet abordé par le patient? Pourquoi les sciences de la nutrition sont-elles des spécialités en sus de la médecine traditionnelle, alors que tout le monde peut convenir que la santé passe d'abord par la nutrition? Alors, est-ce que les médecins sont des professionnels de la santé ou de la maladie?

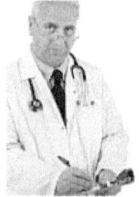

Pourquoi y' a-t-il tant de contradictions sur le sujet de la nutrition, d'une école de pensée à l'autre et même, aussi, à l'intérieur de la même école de pensée mais au fil du temps? Pourquoi est-ce si compliqué que tant de gens préfèrent se fier à des « spécialistes » plutôt qu'à eux même pour savoir ce qu'ils peuvent ou ne peuvent pas manger alors que les animaux sauvages le savent instinctivement?

Pourquoi nous, les humains, avons le potentiel de souffrir de troubles de l'alimentation tels que l'anorexie et la boulimie? Et pourquoi sont-ce de jeunes femmes qui en souffrent le plus, comme ce sont les femmes aussi qui souffrent le plus d'embonpoint alors qu'elle ne souffrent pas nécessairement plus d'embonpoint que les hommes?

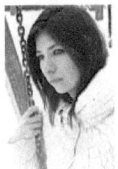

Pourquoi sommes nous confrontés à tant de souffrance reliée à l'accumulation indue de graisses sur le corps?

Ce livre ne prétend pas être la réponse ultime à ces questions ni le remède miracle à la confusion ou aux surcharges adipeuses, mais il se veut très certainement un pas dans la bonne direction, en partant du fait de reconnaître bien simplement que les gens en ont assez de la confusion, des régimes, des diètes, de compter les calories ou les points, de se peser, de se peser de nouveau, de finir par reprendre le poids perdu et plus encore et de ne jamais rien acquérir en connaissance; ne jamais vraiment rien apprendre d'une chose, somme toute, plus simple que l'on pense. Bien sûr, l'on n'apprend rien avec des informations contradictoires, cela va de soi et c'est ce qui se passe. C'est pourquoi les gens qui veulent perdre du poids sont une clientèle en otage.

Cependant, il reste toujours cette parabole de l'homme à qui l'on apprend à pêcher et celui à qui l'on n'apprend rien, mais à qui l'on vend un poisson. Le premier se nourrit de façon indépendante à vie et l'autre est un client à vie. S'il y a confusion, il serait sage d'abord, comme dans tous les cas, de savoir « à qui le crime profite ».

Comme le dit le Dr William Willet, dans cette entrevue télévisée ou on lui demande qui serait à blâmer pour toute cette confusion, [1]

*« Je pense que l'on pourrait faire porter le blâme à bien des gens pour cette situation. Premièrement, la communauté académique a dit aux gens qu'ils devaient faire une chose, disons, éviter les œufs ou manger beaucoup de margarine alors que les preuves à ce sujet étaient vraiment minimes et, en fait, presque inexistantes dans certaines situations. Pourtant, cela fut présenté comme si cela était la vérité absolue. Alors, quand la science se met à bouger et à trouver de vraies preuves, parfois cela ne confirme pas ce qui a été dit aux gens et, évidemment, il y a aura de la confusion qui viendra de tout ça. Un peu de tout ça est inévitable, car cela fait partie du processus scientifique.*

*Évidemment, il y a un grand intérêt économique derrière beaucoup de tout cela. Cette énorme pression au profit d'une consommation élevée de produits laitiers n'est pas vraiment basée sur la vraie science et pourtant le public a été amené à croire qu'il est absolument essentiel de prendre ses trois verres de lait par jour. »*

Et voilà qu'il ajoute plus loin,

*« Très souvent, la science est présentée aux gens d'une façon conclusive quand, dans les faits, la science derrière cela est très souvent très préliminaire et très non conclusive. »*

---

[1] Walter Willett M.d. est professeur d'épidémiologie et nutrition à la Harvard School of Public Health, un professeur en médecine à Harvard Medical School. Ceci est un extrait traduit en français, par l'auteur, d'une interview à l'émission Frontline du réseau PBS.

# CHAPITRE II

**L'hypnose et son application en contrôle du poids**

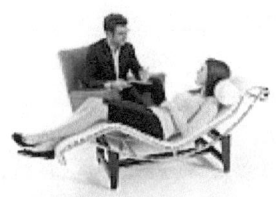

L'hypnose

L'hypnose est un phénomène naturel qui se produit chez chacun de nous, tous les jours. C'est une porte ouverte sur le subconscient qui se produit lorsque l'on est « dans la lune » ou que l'on se voit absorbé dans l'histoire et les émotions d'un livre, d'une pièce, d'un film. L'on peut aussi être absorbé dans ses pensées tout en conduisant son auto au point où l'on se rend à destination sans avoir souvenir que l'on aie effectué le trajet pour s'y rendre. C'est ce que l'on appelle un état modifié de conscience.

L'état dans lequel l'on se trouve en hypnose est appelé l'état de transe ou la transe hypnotique. Il y a plusieurs niveaux de profondeur de transe et certains les classent en 12 niveaux, d'autres en 6 et ainsi de suite. Pour les besoins de cet ouvrage, allons-y avec les 3 niveaux qui seront « léger », « moyen » et « profond ». Tous les états de transe, qu'ils arrivent spontanément au cours de la journée ou qu'ils soient induits par un hypnologue, sont temporaires et à court terme, sauf s'ils sont entretenus par la situation hypnotique, que ce soit une route qui s'éternise ou un hypnologue qui pratique son art. C'est-à-dire que, lors d'une séance d'hypnose, on ne peut pas se trouver pris et captifs dans la transe, car une transe non entretenue ne dépassera pas quelques minutes, voire quelques secondes. C'est le travail de l'hypnologue, celui de scène comme celui qui pratique l'hypnothérapie, d'entretenir la transe pour le temps du travail à faire.

La référence disponible à la majorité des gens, en ce qui concerne l'hypnose, est bien sûr l'hypnose de spectacle ou de scène. Mais il est évident qu'il doit y avoir une différence entre l'hypnose de scène et l'hypnose thérapeutique. Cependant, l'hypnose est l'hypnose et elle est bien réelle en général, même sur la scène. Sur la scène, nous parlons alors de spectacle, il nous faut alors du spectaculaire et c'est là surtout qu'il faut parler de niveau de transe. Ici, le lecteur peut imaginer avec raison qu'il faille un niveau de transe des plus profonds pour arriver a des effets hypnotiques divertissants, comme de faire en sorte qu'une personne mange des morceaux de citrons en étant persuadée qu'elle est en train de manger de délicieuses côtes levées avec grand appétit, ou encore pour qu'une personne puisse atteindre une telle rigidité du corps que l'on puisse l'installer à l'horizontale et ne lui fournir que des dossiers de chaises, comme appuis à ses extrémités. Ces choses ne sont pas des illusions, elles sont des résultats de suggestions faites en hypnose profonde.

L'esprit humain

Dans l'esprit humain, il y a plusieurs niveaux de fonctions et de pensée. Le cerveau est le chef d'orchestre du corps d'abord avant d'être chef de lui même. Toutes les fonctions corporelles les plus primaires y sont programmées comme dans un programme de base, mais cela inclut aussi les pulsions instinctives. En fait, nous parlons ici de l'inconscient. L'inconscient est ce qui est le plus près du corps dans les fonctions mentales et il est fait d'automatismes innés. Le programme qui fait que nous ayons des phases de développement dans l'enfance est un ensemble d'automatismes innés tout aussi impératifs que de cligner des yeux ou de respirer. Mais tout cela se fait sans y accorder la moindre pensée consciente.

Ensuite, il y a le subconscient; le subconscient est fait d'automatismes du domaine de l'acquis ou de l'apprentissage. Certaines écoles de pensées classent tout ce qui n'est pas conscient dans un seul bloc appelé « inconscient », mais d'autres, dont je suis, considèrent qu'il est nécessaire de faire la différence entre l'acquis et l'inné, et de bien reconnaître cette différence. Le mot « subconscient » est assez clair dans le sens qu'il signifie un niveau juste au dessous de la conscience. Donc, le subconscient, tout comme l'inconscient, n'est pas conscient; le subconscient est acquis ou appris et l'inconscient est inné ou de naissance..

Nous sommes ainsi faits qu'il est prévu dans notre apprentissage de la vie que nous ayons des tendances automatiques à faire ceci ou cela, dépendamment de notre éducation. C'est-à-dire que la nature prévoit l'installation de comportements qui se feront sans que nous ayons à y réfléchir, et c'est là la fonction du subconscient. Si un enfant qui viendrait tout juste d'apprendre à marcher se mettait la main au-dessus de la flamme ardente d'une chandelle, il se brûlerait et adopterait le réflexe d'éloigner ses mains des flammes, et ce, de façon automatique. Ce sera même « plus fort que lui »; il aura peur d'entrer en contact avec une flamme nue sans même devoir y penser, et c'est bien là le but et la fonction du subconscient. Comme le subconscient est conçu pour créer des réflexes conditionnés, il est donc très près de l'inconscient et, par ce fait même, très près du corps. Les pulsions issues du subconscient qui sont acquises nous apparaissent aussi viscéralement impératives que les pulsions issues de l'inconscient qui sont innées. Quand nous disons « c'est plus fort que moi » cela exprime bien la chose.

Ensuite, il y a le conscient ou la conscience. Nul besoin ici de s'étendre longuement sur le sujet. Le conscient est la mémoire vive du cerveau. Le constat immédiat avant l'interprétation de ce constat. Le conscient, finalement, est très peu de chose.

Le surconscient (ne pas confondre avec le subconscient) est le siège de notre spiritualité. Il est la partie de notre esprit qui est ouverte à tout ce qui dépasse nos cinq sens.

surconscient

| conscient |
| :---: |
| subconscient |
| inconscient<br>(près du corps et métabolisme) |

Les enfants, dit-on, sont dans un état de transe continuelle, mais cela s'explique facilement. En effet, il ne faut pas voir le rôle de l'enfant comme quelque chose de statique dans une famille, l'enfant est un adulte en devenir. La nature l'a prévu comme cela. L'accès à son subconscient est facile et le subconscient accède facilement au conscient. C'est de cette façon que l'enfant apprend plus vite et plus aisément que l'adulte et encore bien plus que le vieillard. Pour la nature, le rôle de l'enfant est l'apprentissage et de la façon la plus automatique possible. Pour l'enfant, la ligne entre le conscient et le subconscient est perméable et floue, pour l'adulte elle est plus nette et étanche, pour le vieillard, elle est cristallisée et épaisse. L'hypnose a cette faculté de remettre cette ligne entre le conscient et le subconscient dans un état de perméabilité, comme pour l'enfant.

Mais comme le subconscient de l'humain est aussi assujetti à ses folies et que l'enfant est exposé aux névroses de ses parents et de la société, il arrive que l'on cherche à aller dégommer des automatismes acquis qui sont aussi néfastes que de craindre le feu est utile. Par exemple, le très jeune enfant qui voit son père ou sa mère faire une crise de nerfs juste à la vue d'une simple petite araignée aura vu son subconscient imprégné de cette expérience, et cela sera une base solide pour une « bonne » phobie des araignées. Et, évidemment, cela n'est qu'un tout petit échantillon d'exemple de tout le négatif que peut contenir le subconscient.

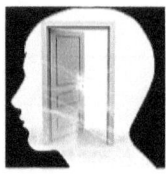

Et voilà que rendu à l'âge adulte, l'on se rend compte qu'il faudrait bien faire un nettoyage de son subconscient. Se libérer des programmations négatives qui viennent de l'enfance. Alors, on cherche à accéder au subconscient et voilà qu'avec la ligne entre le conscient et le subconscient qui s'est solidifiée, ce n'est pas une mince tâche. Il n'est pas si étonnant qu'il y aie des gens qui soient en psychanalyse pendant des années. C'est là où entre en jeu l'utilité thérapeutique de l'hypnose. Avec l'hypnose, on ouvre cette porte vers le subconscient et l'on peut y déprogrammer les anomalies de l'enfance, ainsi que les fausses croyances imposées par les actions et omissions des adultes significatifs de notre enfance. Et c'est avec l'hypnose, donc, que l'on peut obtenir vraiment le maximum de motivation profonde pour agir en terme de contrôle du poids.

Hypnose et poids

Il y a longtemps, tout de même, que l'hypnose est utilisée avec succès pour le contrôle du poids et pour maigrir. C'est une des applications de l'hypnose parmi les plus enseignées, connues et appréciées en Amérique du Nord. Les techniques varient d'un hypnologue à l'autre, mais plus dans la forme que dans le fond.

Ce sont des techniques d'hypnose qui sont éricksonniennes, traditionnelles ou plus orientées vers l'abréaction, la régression, mais ce sont des techniques connues et convenues. Mais ceci n'est pas un traité d'hypnose et le lecteur veut savoir si cela fonctionne dans les faits. Voici donc quelques statistiques pour l'efficacité de l'hypnose en matière de contrôle de poids :

[2]*L'hypnose est plus de 30 fois plus efficace pour la perte de poids*

*Les effets de l'hypnose pour la perte de poids chez 60 femmes qui présentaient un surplus de poids d'au moins 20 % furent étudiés. Les traitements incluaient l'hypnose de groupe avec métaphores pour le renforcement de l'estime de soi, de la prise de décision et de la motivation, l'exploration idéomotrice en hypnose individuelle et hypnose de groupe avec suggestions de maintien. L'hypnose s'est avérée plus efficace que dans le groupe contrôle par une moyenne de 17 lb perdues par le groupe en hypnose contre une moyenne de 0.5 lb perdue dans le groupe contrôle en suivi.*

[3]*Deux ans plus tard, les sujets traités avec l'hypnose ont continué à perdre du poids de façon significative.*

*109 personnes ont complété un traitement comportemental de contrôle de poids avec l'apport ou non de l'hypnose. À la fin des 9 semaines du programme, les deux formes*

---

[2] (traduction d'une citation tirée de « Hypnotherapy in weight loss treatment » du « Journal of Consulting and Clinical Psychology, 54, 489-492  Cochrane, Gordon, Friesen J, (1986))

[3] Traduit du « Journal of Consulting and Clinical Psychology (1985)

*d'interventions ont généré d'importantes pertes de poids
après un suivi de 8 mois et de 2 ans, les sujets qui ont eu
recours à l'hypnose ont démontré qu'ils continuaient à
perdre du poids de façon significative, alors que les sujets
n'ayant suivi que le traitement comportemental n'ont
démontré que très peu de changement après le traitement.*

[4]*Les sujets traités avec l'hypnose ont perdu plus de poids
que 90 % des autres sujets et ont maintenu le nouveau poids.*

*Les chercheurs ont analysé 18 études comparant une
thérapie cognitivo comportementale comme l'entraînement
à la relaxation, l'imagerie guidée, le « self monitoring » ou
l'établissement d'objectif à la même thérapie supplémentée
par l'hypnose.*

*Ceux qui ont bénéficié de l'hypnose ont perdu plus de poids
que 90 % de ceux qui n'ont pas bénéficié de l'hypnose et ils
ont maintenu leurs pertes de poids même 2 ans après la fin
du traitement.*

[5]*L'hypnose a plus que doublé la perte de poids moyenne*

*L'étude des effets de l'ajout de l'hypnose à la thérapie
cognitivo comportementale pour la réduction de poids. Des
données additionnelles ont été obtenues d'auteurs de 2
études. Les analyses indiquent que les bénéfices de
l'hypnose ont augmenté substantiellement avec le temps.*

---

[4] Traduit de « Hypnosis as an adjunct to cognitive-behavioral psychotherapy for
obesity; a meta-analytic reappraisal. J Consult Clin Psychol (1996; 64 (3): 513-516
University of Connecticut, Storr Allison DB, Faith Ms.

[5] Traduction de : Kirsch, Irving (1996). Hypnotic enhancement of cognitive-
behavioral weight loss treatments--Another meta-reanalysis. Journal of Consulting
and Clinical Psychology, 64 (3), 517-519.

En matière de contrôle de poids, l'hypnose, jusqu'à maintenant, servait surtout de motivation profonde à faire ceci ou cela, à perdurer dans l'application soutenue d'une certaine diète ou d'un certain régime, à se motiver à faire de l'exercice, à surveiller sa nutrition, ses calories et son poids. Le problème avec cela est le même que celui des gens qui suivent, ou plutôt, « subissent » des diètes amaigrissantes traditionnelles. Avec le temps, ça s'étiole et le surplus de poids revient, non seulement comme avant la diète, mais avec du poids en bonus. Ce n'est pas toujours le cas, évidemment, mais ça l'est encore trop souvent.

### Un problème

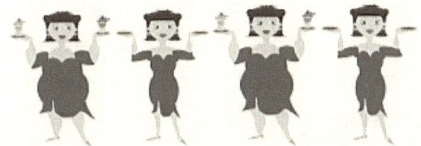

Il y a donc un problème et c'est le problème connu des diètes « yoyo ». La première faille ici n'est pas dans l'hypnose; l'hypnose fait ce qu'elle a à faire avec des paramètres diététiques déjà en place. Le problème est le même dans la perte de poids avec ou sans hypnose et il est tout entier dans ces diètes, ces régimes et ces comportements alimentaires que, dit-on, l'on devrait avoir. Il s'agit toujours de modérer les quantités, les portions, de calculer les calories, de compter des « points », tout en partant de la prémisse étrangement convenue que « tout est bon, c'est une question de modération ».

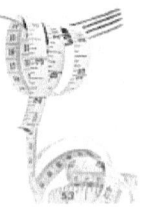

L'application d'une diète amaigrissante qui est basée sur la bataille sans issues contre les calories et le gras, une alimentation « spéciale » ou composée de produits spéciaux, comme c'est le cas de certaines diètes aux protéines, donnent un message au corps, au moins tout aussi puissant que l'hypnose, et qui se programme très profondément dans le subconscient. Ce message est « *danger! Il y aura carence en nourriture, il faut accumuler des graisses pour une énergie d'urgence et de survie* ». Alors, on aura beau obtenir la transe la plus productive et la plus profonde en cabinet d'hypnothérapie, le corps a des impératifs aveugles de survie qui court-circuiteront la suggestion hypnotique, fut-elle curative, de façon permanente, sur certains comportements alimentaires symptomatiques.

Je suis d'avis qu'avant de suggérer quelque chose en hypnose et d'ainsi programmer ou inlfluencer le subconscient, il faille d'abord, et en toutes circonstances, s'assurer que ce que l'on suggère, ou ce que l'on reprogramme soit vraiment la bonne chose à faire, le bon comportement basé sur des bases inébranlables de bons sens, sans trop de possibilités de confusion. Il faut des vérités fondamentales. Pour donner un exemple de ce que pourrait être une vérité fondamentale, l'on pourrait dire que le fait de fumer vous empoisonne, alors que le fait de respirer du bon air frais vous est favorable au niveau de votre santé globale. C'est simple et vrai. Cela va rejoindre une certaine logique naturelle qui est près du corps et de l'inconscient. Nous avons vu, plus tôt, que je suis de ceux qui font une différence entre les termes « inconscient » et « subconscient ». L'inconscient serait une dynamique mentale qui est hors de la conscience, mais qui serait innée alors que le subconscient qui, comme le mot l'indique, serait juste sous le conscient (« sub ») serait une dynamique mentale qui serait hors du conscient en grande partie, mais qui serait du domaine de l'acquis, de l'apprentissage simple et du traumatisme.

Une suggestion hypnotique qui est en phase avec la programmation de base de l'humain, celle de l'inconscient qui fait que l'humain, par exemple, avant de commencer à prendre cette habitude néfaste de fumer toussera, s'étouffera sur la fumée et aura la nausée, tiendra bien plus solidement, à long terme, qu'une suggestion qui n'est pas en phase. Le corps « sait », en quelque sorte, ce qu'est la santé et, avec la suggestion hypnotique en phase avec cette santé de base, le corps finit par reconnaître quelque chose de fondamentalement vrai qu'il avait oublié derrière les fausses croyances. Ce sont ces fausses croyances que l'on peut se construire avec l'environnement de notre enfance et au cours de la vie.

Le problème actuel, celui qui m'a poussé, en tant qu'hypnothérapeute, à créer le concept Permamince ®, c'est précisément que ce qui est suggéré, traditionnellement, dans les séances hypnothérapeutiques pour le contrôle du poids, vient de notions dépassées et déphasées. Par exemple, les gens de ma génération se souviennent peut-être de ces machines utilisées dans certaines institutions de l'industrie de l'amaigrissement d'un passé pas si lointain

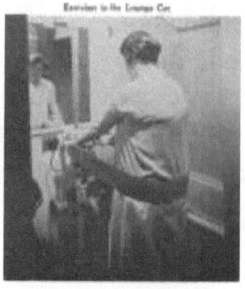

Il s'agissait de machines qui faisaient vibrer, plus ou moins violemment, des bandes faites comme de larges ceintures que l'on mettait autour de la taille des gens obèses, et ces bandes vibrantes faisaient vibrer le gras de la « victime ». Cela était sensé déloger la graisse ou la liquéfier, ou je ne sais trop quelle sornette, pour qu'elle puisse s'évacuer par je ne sais où.

Imaginons alors qu'un hypnothérapeute, aujourd'hui, se serve de cela dans ces suggestions hypnotiques, qui seraient alors employées à motiver la personne à utiliser ces trucs humiliants et aberrants d'inutilité pour qu'elle puisse maigrir. D'abord, cela ne résonnerait pas dans ce que la personne peut reconnaître de vérité fondamentale dans son for intérieur, ce ne serait pas du tout en phase avec ce qui est vrai pour le corps. Bref, ça ne fonctionnerait pas.

De nos jours, on a abandonné ce genre de bidules, mais l'on utilise encore ces régimes et diètes où l'on compte les calories ou les « points » alloués ou les portions, ou la quantité de gras ingéré, peu importe d'où ces gras sont issus, leur qualité et leurs propriétés.

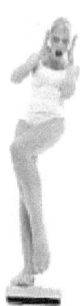

Et j'oserais dire que ce qui est pire encore, c'est que cela semble marcher et que la personne qui est bien motivée à poursuivre ces régimes de privations et de comportements alimentaires temporaires finit par maigrir. Évidemment, sur le coup, à force de se priver, l'on maigrit. L'on maigrit et, pendant ce temps-là, le corps se fait des promesses et se conditionne à accumuler de la graisse à la moindre occasion et, avec la contribution néfaste de certains aspects de notre alimentation, surtout les aspects céréaliers, de produits transformés, raffinés, trop cuits et sucrés, il sait déjà comment le faire très facilement. Nous verrons plus loin comment cela se passe dans le corps et quels sont les mécanismes de l'accumulation des graisses sur le corps. Pour le moment, disons qu'il se met en mode « danger et survie » et qu'il accumule, stocke et engrange du gras. L'humain est fait et conçu encore avec ces archaïsmes psychophysiologiques, et il est tout probable que l'humain a déjà réellement survécu parce qu'il avait cette faculté d'accumuler de l'énergie en graisse.

Les bases du programme

Le programme d'Hypnose Minceur est un programme de minceur santé qui est conçu pour reprogrammer ou plutôt influencer fortement le corps à retrouver et garder son poids minceur santé. Pourquoi est-ce que le mot « minceur » se trouve ici associé à ce concept du poids santé? Parce que la normalité de l'humain, comme celle des autres grands singes ou les hominidés, est la minceur, qu'il ne faut surtout pas confondre avec la maigreur. Une personne bien musclée, lourde de muscles, qui n'a que le pourcentage de gras qui est sain pour sa santé est une personne mince, à mon sens, même si cette personne est volumineuse et lourde. Bien sûr, le mot « maigreur » est plus exact de façon littéraire pour exprimer l'absence de gras, mais ce mot a plutôt le sens populaire de « décharné », alors j'utilise le mot « minceur » qui, tout au moins pour les besoins de cet ouvrage, exprimera l'absence de graisses superflues. Il est important de noter ici que pour le même volume, les muscles sont bien plus lourds que les tissus graisseux. C'est-à-dire que selon une moyenne de chiffres que j'ai vue sur la question, un litre de muscle pèse environ 1.06 kg alors qu'un litre de tissus graisseux pèserait environ 0.9kg

Au départ, je suis de ceux qui croient aussi qu'un homme mince sera plus maigre, en pourcentage de gras, qu'une femme mince. L'on dit que l'homme doit au minimum avoir de 3 % à 5 % de gras corporel total, bien qu'il puisse avoir environ 15% sans problèmes, alors que la femme devrait avoir un minimum de 8 % à 12 % et jusqu'à 22% sans problèmes. Cependant, il ne serait pas sage de croire que la moindre présence de tissus graisseux au-delà de ces chiffres soit une garantie de problèmes éventuels de santé; il y a bien d'autres facteurs importants.

Donc, ce qui serait en phase avec le corps de la femme en général serait un corps un peu plus gras que celui de l'homme, mais aussi avec plus de fluctuations de poids causées par son cycle menstruel, ne serait-ce que par le phénomène de la rétention d'eau. L'eau, comme le muscle, est aussi plus dense que le gras corporel, donc elle pèse plus sur la balance que le gras. C'est une autre raison pour laquelle il est plus fiable de mesurer l'épaisseur de graisse sous la peau que de se peser sur une balance. Il y a ces balances qui prétendent vous donner le pourcentage de gras, mais je crois que la technologie n'est pas tout à fait au point et qu'elles ne sont qu'un gadget douteux pour le moment.

Alors, pour pouvoir suggérer et programmer une façon de s'alimenter qui, non seulement, rétablit le poids santé minceur, mais qui, aussi, le maintient de façon permanente, il faut faire « l'installation », dans le subconscient, d'un programme nutritionnel sans failles, ou avec le moins de failles possible; un programme nutritionnel qui sera tout simplement la nouvelle façon qu'aura la personne de s'alimenter pour la vie.

Fortuitement, depuis mon enfance, en sus de mon intérêt pour la psychologie dynamique, je me suis toujours intéressé à la question de l'alimentation; d'abord parce que mon père s'y intéressait et que ce qu'il en disait résonnait de vérité; inspiré qu'il fût alors par des notions de naturopathie et par l'abondance de légumes, fruits et même les noix qu'il cultivait sur le terrain familial.

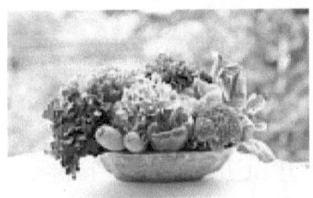

Je m'y suis intéressé aussi parce que j'ai passé ma jeunesse dans une relative maigreur qui me troublait au point de vouloir, à tout prix, comprendre les mécanismes métaboliques de prise de poids. Donc, maintenant, en combinant hypnose, psychologie dynamique et concepts alimentaires sains et permanents j'ai pu créer le concept Permamince®.

Mais ce concept ne s'arrête pas à des notions alimentaires saines et permanentes que l'on reprogramme avec l'hypnose.

Il va plus loin encore parce que, justement, l'hypnose, à cause de sa profondeur d'intervention au niveau psychologique, c'est-à-dire, au niveau du subconscient, est la façon idéale pour pouvoir « parler » directement au corps. Donc, l'hypnose joue un rôle dans le comportement alimentaire ainsi que le comportement au niveau de l'activité physique et joue aussi un rôle dans l'éradication de la certitude qu'a le corps de devoir stocker des graisses et de conserver jalousement celles qu'il a déjà accumulées. On l'a vu et on le verra plus tard, ce qui est le plus près du corps est l'inconscient et ce qui vient tout de suite après est le subconscient et c'est là que l'hypnose fait son travail.

Si le corps peut se mettre en mode « famine » ou en mode « danger, survie » avec accumulation de graisse, il peut aussi se déprogrammer en ce sens. En effet, si le corps est bien convaincu qu'il ne manquera pas de **vraie** nourriture; qu'elle est là en abondance, qu'elle est vitaminée et vraiment nutritive; qu'il n'a pas besoin de se mettre ou de rester en mode « danger, survie, famine », alors il décrochera de cet état et utilisera la graisse accumulée pour l'énergie parce qu'il sera aussi convaincu qu'il peut vivre dans l'abondance plutôt que de survivre. Il se mettra en état de cétose (il ne faut pas confondre avec acidocétose qui est un état peu souhaitable), c'est-à-dire qu'il utilisera les graisses accumulées comme source d'énergie, plutôt que de les garder comme un trésor inestimable et un gage de survie. Je ne crois pas une seconde que le corps accumule de la graisse, comme ça, simplement parce que l'on « mange trop ». Il lui serait, en effet, inutile d'accumuler de la graisse alors qu'il ne perçoit que de l'abondance de nourriture. Par contre, il pourrait peut-être ne pas reconnaître certaines cochonneries comme étant de la nourriture. Comme si, la nutrition de certaines choses que l'on ingère étant nulle ou presque, le corps percevrait la chose comme une sorte de famine.

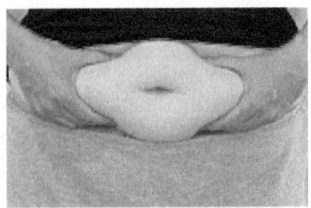

Bref, le corps n'accumule pas de graisses à la légère. Pour lui, c'est une question aveugle de survie. C'est là ma conviction.

En principe, si l'on fait abstraction de l'hypnose, il ne sert à rien de parler verbalement au corps puisque le corps est du domaine de l'inconscient. Mais l'on peut parler au corps en s'adressant au subconscient avec l'hypnose. Et, si l'on influence le subconscient, l'on influence le corps. Donc, non seulement peut-on se motiver, avec l'hypnose, à adopter une alimentation naturelle et saine, au-delà des guides alimentaires nord-américains, mais, en plus, on peut travailler à convaincre son corps de la futilité de ce besoin qu'il ressent d'accumuler de la graisse et, ainsi, de le motiver à s'en défaire. Je réitère ma conviction que le corps ne procède pas à des mécanismes d'adaptation de survie à la légère et qu'il est, au départ, enclin à ne pas accumuler de gras.

On influence le corps avec l'hypnose, bien sûr, mais il y a plus encore; on le fait aussi avec cette nouvelle attitude alimentaire; une attitude où l'on mange et où l'on se nourrit bien et en abondance. On l'influence en adoptant un comportement alimentaire qui est basé sur la meilleure nutrition, sur la conscience bien claire et la connaissance bien assimilée, avec et sans l'hypnose, de ce qu'est la vraie nourriture et de ce qu'il faudrait bannir de notre alimentation. Je vous le dis tout de suite et je vous le prouverai, il ne s'agit pas de gras.

Il faudra bien que l'humain, l'humain occidental en particulier, comprenne que ce n'est pas parce quelque chose est populairement considéré comme de la nourriture, que ça en est nécessairement. Ce n'est pas, non plus, parce qu'une certaine industrie nous propose des choses qui seraient prétendument comestibles que ces choses le sont en réalité. Les industries ont un seul but et c'est le gain. Ce sont des entreprises qui sont légalement « à but lucratif ». Ce but, ce ne fut jamais et ce n'est pas encore le bien-être des gens.

# CHAPITRE III

## D'où il sort celui-là?

### Un hypnothérapeute

Souvent, les gens qui ont trouvé des réponses satisfaisantes à des questions qui sont sources de confusion, au sujet d'un problème donné, sont des gens qui ont souffert de ce problème et qui se sont donné la peine de chercher. Pour ma part, je n'ai jamais souffert d'embonpoint. Dans ma vie de jeune adulte, j'ai souffert de maigreur. Je n'ai jamais été squelettique, mais toujours trop élancé, trop « asperge » et, dans les années 70, alors que j'arborais un magnifique « afro » naturel sur ma tête, j'étais devenu une mascotte involontaire faisant la promotion de ces cotons-tiges que l'on appelle encore « Q tips ». Enfin, c'est un peu ce dont j'avais l'air à ce moment-là.

Aujourd'hui, je suis, entre autres choses, un hypnothérapeute accrédité par l'Association des Hypnologues du Québec et un psychanalyste issu d'une très sérieuse et rigoureuse autodidaxie. Cependant, ce livre, je l'écris à titre personnel et en mon nom propre, sans l'aval d'aucune association. Je touche toujours à la sociologie, l'éthologie, la philosophie, l'anthropologie, l'histoire… Bref, j'aime toucher à toutes les sciences humaines et les autres. Je ne suis PAS médecin et je ne suis PAS nutritionniste… Donc, soyez bien avisés que je n'ai aucune compétence « officielle » pour écrire ce livre, en ce qui concerne l'alimentation. Alors, si vous en poursuivez la lecture, c'est peut-être que vous considérez la possibilité qu'il peut vous apporter quelque chose, ne serait-ce que quelques remises en question qui pourraient vous être salutaires et une approche différente de la question. Mon souhait est que tous, nous soyons capables de questionner les approches populaires, nous renseigner, penser par nous même et faire nos conclusions. Dans l'écriture de cet ouvrage, je me place du côté du lecteur.


## Problème de poids différent


Donc, voilà, j'ai souffert de maigreur, mais je ne prétends pas une seconde qu'il soit plus difficile de vivre trop maigre que de vivre trop gros, ni que le premier problème est plus difficile à surmonter que le dernier. L'un comme l'autre, dans le vécu quotidien, est un réel problème.


J'ai toujours eu tendance à faire des recherches et à ouvrir mes antennes dès qu'un problème me touchait de près ou de loin, et ce problème me touchait de près. Alors, quand l'on commence à se demander très sérieusement et résolument la raison pour laquelle l'on peut se bourrer de calories et ne pas engraisser, la prochaine interrogation qui est, je dirais, sur le même niveau est : comment se passe le processus physiologique ou psychologique chez la personne qui a le problème inverse? De plus, avec mon orientation vers la sociologie et la psychologie dynamique, teintée de cette conviction que le bonheur de l'humain passe par des gestes positifs envers les autres, je ne pouvais faire autrement que de me pencher sur ces sujets, histoire d'apporter, au moins, une modeste contribution à la résolution de ces problèmes générateurs de souffrance chez les gens. Cependant, l'énergie que j'y investis est aussi grandement issue de frustrations devant des institutions et des systèmes en place qui, par leurs actions ou leurs grossières omissions, ont contribué, non seulement à l'épidémie de surpoids de nos sociétés, mais aussi à la grande confusion.

L'on a tous connu des gens qui, vraiment, ne mangent pas tant que ça et ne maigrissent pas, alors qu'ils ont cette surcharge graisseuse évidente. De même, l'on a tous connu des gens qui n'engraissent pas du tout alors qu'ils se gavent de calories. Je faisais partie de cette deuxième catégorie. Quand l'on a un problème de surpoids et que l'on cherche des réponses, surtout aujourd'hui avec l'apport prodigieux de l'Internet, aussitôt, l'on brandit devant nous des cathédrales de soi-disant informations qui n'ont pour but que de vendre des trucs-machins, des diètes miracles, des livres, des régimes, des appareils d'exercices qui s'accumulent sous le lit et qui, même sous le lit, trouvent le moyen d'accumuler de la poussière. Les gens qui souffrent d'embonpoint ou d'obésité sont un marché énorme, captif et lucratif et il est bien connu que la confusion est une technique de vente.

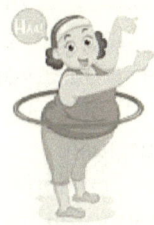

Mais ceux qui, comme moi, ont souffert de maigreur et ont cherché des réponses ont été certainement plus à même de se rendre, sans trop d'obstacles, aux meilleures et aux plus claires informations; ce fut très certainement mon cas. Le simple fait de ne pas faire partie du marché des gens en surpoids m'a certainement servi dans ma quête de réponses claires et précises puisque l'on n'avait rien à me vendre. De plus, je me suis intéressé pendant des années, au conditionnement physique, mais, évidemment, question de prendre quelques kilos, surtout à la musculation. Dans ces cercles de gens qui sont adeptes de la musculation il y a beaucoup de gens obsédés par cet « art » qui est la sculpture du corps par les techniques de la culture physique… Pour les professionnels de la chose, il s'agit de bien comprendre comment l'on se débarrasse des moindres traces de gras et de rétention d'eau… À mon point de vue, pour ce qui est de la musculation de niveau professionnel, le tout est un peu malsain, névrotique et un parfois même un peu tordu, mais là n'est pas mon propos… Je veux dire ici que, pour moi, il y avait là des gens qui étaient, pour le moins, attentifs à leur corps, et à la fine pointe des connaissances au niveau de la prise de poids en graisse versus la prise de poids en masse musculaire ou en rétention d'eau. Et j'y ai puisé pas mal d'informations que j'ai colligées et qui, transposées dans un contexte sain de forme physique et de minceur santé, se sont avérées très utiles. Certaines se sont révélées fausses et beaucoup se sont avérées exactes.

Encore ici, comparativement au marché des gens en surpoids, le marché des gens qui font de la musculation est bien moins large, bien moins « grand public » et bien moins lucratif que celui de ces gens qui veulent maigrir. Le résultat est qu'il y a moins de confusion volontaire ou involontaire. Il faut bien comprendre que les gens qui font de la musculation de façon obsessive ou même juste professionnelle le font, malheureusement, en dépit et parfois au détriment de leur santé générale plutôt qu'en harmonie avec cette dernière. Mais ces gens, pour moi, ont représenté un bassin de population qui a testé et teste encore beaucoup de choses et de théories nutritionnelles et ils en expriment et partagent les résultats aisément dans leur « communauté ».

Dans toutes ces informations, ces confusions, ces contradictions, ces techniques de vente, ces faits en contexte et hors contexte et tout cela, non seulement dans le commerce, mais aussi dans les milieux médicaux et autres milieux officiels, comment alors peut-on prétendre y voir le moindrement clair?

## L'éthologie

La réponse vous semblera désarmante de simplicité. C'est que la simplicité dans toute sa solidité est tellement souvent désarmante. Dans toutes les sciences de l'humain que j'ai étudiées et pratiquées, c'est l'éthologie qui m'a toujours donné les meilleurs paramètres de compréhension et de recentrage.

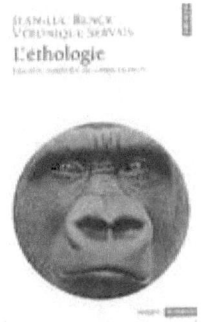

L'éthologie est la science comparative des comportements des animaux et des humains. Ce qu'il y a de génial dans les animaux qui sont dans leur habitat naturel est qu'ils fonctionnent en harmonie avec les desseins de la nature. Une harmonie trop souvent cruelle et sanglante à nos yeux, mais une harmonie tout de même. Les impératifs de la nature prévalent sur tous les autres dans le règne animal. Les animaux n'ont besoin de personne pour leur dire quoi manger, ils le savent instinctivement et par l'apprentissage parental. Personne n'a à leur dire qu'il faille bouger; ils bougent et c'est tout. Bref, je me suis dit, faisons table rase et partons de là. Je suis quelqu'un de pragmatique qui ne supporte pas la confusion, surtout venant de gens qui prétendent avoir les réponses. Je suis quelqu'un qui a trouvé quelques réponses dont le lecteur pourra profiter, mais pas toutes les réponses. Ce que j'ai trouvé, je le partage ici.

# CHAPITRE IV

## Nos cousins, les grands singes

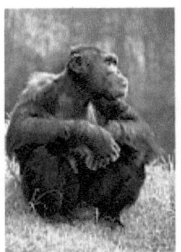

Si, nous les humains « civilisés », avons perdu, dans les abîmes de notre histoire et de notre préhistoire, notre façon naturelle de nous alimenter, il n'en est pas de même pour les animaux. Il ne faut pas se cacher que, dans le règne animal, nous sommes des grands singes, et, bien que je fusse de ceux qui croient résolument en la parcelle de divinité de l'humain qui fait la plus grande différence, je sais bien que, physiologiquement, génétiquement, et archaïquement parlant, nous sommes des primates, encore et toujours, très près des chimpanzés, orangs-outangs, gorilles et bonobos; ces singes que l'on appelle des « hominidés ».

Nous avons une dentition assez semblable aux grands singes et nous avons une physiologie interne et externe qui ressemble beaucoup aux grands singes. Et si l'on observe l'alimentation des grands singes, l'on se rend compte qu'elle est très semblable à celles des humains de la préhistoire. La différence dans l'alimentation des humains, comparativement aux animaux, a toujours été le résultat d'une certaine « dérogation » aux impératifs de la nature, que seul l'humain s'impose. Il est même possible que ce soit précisément parce qu'il n'a pas su « déroger » que le néandertalien ait disparu.

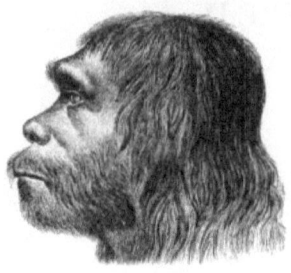

 Alors que le singe demeure à la vie, à la mort, dans son habitat naturel, où il trouve sa nourriture ou la mort ou l'extinction, l'humain s'est « débrouillé » au-delà de son habitat naturel et au-delà des impératifs de la nature. Et c'est ce qui fait sa grandeur, mais c'est aussi parfois ce qui fait sa perte.

Ce que je vais exprimer simplement ici est un des fondements sur lesquels je me suis basé pour avoir pu enfin commencer à sortir d'une inextricable confusion nutritionnelle qui a encore cours et qui ne semble pas vouloir se résoudre bientôt. D'abord, prenons conscience que les grands singes, dans leur habitat naturel, ne souffrent pas d'embonpoint. C'est d'ailleurs le cas de l'animal en général dans son habitat naturel. Certains animaux sont génétiquement programmés pour avoir une bonne couche de gras, parfois selon les saisons, mais, de toute évidence, les grands singes n'en font pas partie et, donc, il va de soi de conclure que les humains non plus. Les grands singes mangent presque tout le temps, et même quand ils se cherchent mutuellement des puces, c'est pour les manger, ne nous en déplaise. Le reste du temps, ils chassent, cueillent, copulent, dorment et se battent pour leur territoire. La plupart des animaux ont, comme première préoccupation, de manger, de trouver à manger, et de remanger. Voilà une information bien utile pour des sujets que l'on couvrira plus loin dans cet ouvrage.

L'on me dira que les gorilles font du ventre, mais il ne s'agit pas là de « ventre » ou de « bedaine » semblable à celle de la surcharge pondérale de l'humain, il s'agit là de leur constitution normale sans excès de graisse. Cette rondeur n'est pas attribuable à une accumulation de graisse indue, comme chez l'humain occidental.

Les grands singes, pour la plupart d'entre eux, mangent d'abord des fruits, des petits comme des gros et à volonté évidemment. Il n'y a personne pour leur dire de « manger raisonnablement »; ce serait là un concept tout à fait inutile. Ensuite, ils mangent l'équivalent de ce que l'on pourrait qualifier de légume, comme des racines et feuillages; sachant, d'instinct et d'apprentissage parental, quoi ingérer et quoi laisser de côté. Et, pour finir, les singes se nourrissent de sources de protéines animales en chassant le petit gibier (parfois, le petit singe) et en se gavant de fourmis et autres insectes qui sont des sources de protéines animales de haute qualité.

Je ne suis pas un expert en singes ni un zoologue et je suis bien conscient qu'il peut manquer quelques détails, ici et là, dans mes modestes connaissances de primatologue que je vous expose ici. Mais le gros de l'histoire est simple; les singes consomment ce que la nature a prévu pour eux et ils le font d'instinct. Il ne s'agit pas que de pulsion instinctive à 100 %, car il y a là aussi un apprentissage de la mère et de la communauté de ce que le singe doit manger, mais l'instinct est là tout de même, ne serait-ce que dans ce que le singe partage, de toute évidence, avec l'humain et qui est son goût inné pour le sucré, ainsi que la viande, à un moindre degré.

Il y a d'importantes différences entre l'alimentation du grand singe et celle de l'humain contemporain, cependant, quelques différences majeures se pointent ici entre ce singe qui ne souffre pas d'embonpoint et l'humain qui en souffre.

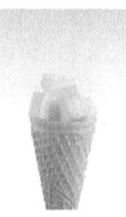

La première est que le singe ne trouve son sucre, dont il a ce goût inné, QUE dans les fruits ou de toute autre manière totalement naturelle. Il n'a pas le choix, ni l'option de consommer des sucres qui seraient extraits d'où la nature les avait placés.

La deuxième, bien évidente aussi, est la consommation de céréales. Le singe n'en consomme pas et cela ne lui manque pas au niveau nutritionnel ou autrement.

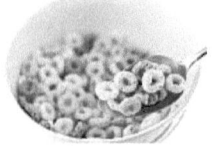

Il y a aussi la consommation de sel, mais la consommation de sel de l'humain, tout en étant très importante, est bien moindre que la consommation de sucres extraits, ou sous forme de produits raffinés.

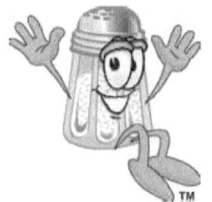

On ne fait pas de bonbons tout en sel, par exemple, et le
« sel caché » n'existe pas vraiment, sauf si on a cette
habitude de manger trop salé. Évidemment, il est facile de
contracter cette habitude. Autrement, on peut toujours le
détecter au goût et en  proportion, tandis que le sucre se
trouve dans bien des choses, à part le sucre, et dans de
multiples choses qui n'ont absolument pas ce goût sucré ou
édulcoré. Nous y reviendrons, bien sûr.

Et il y a aussi ce que l'on appelle « les produits laitiers ».
L'humain est le seul à consommer du lait après son sevrage,
mais, de plus, c'est un lait d'une espèce animale totalement
différente et qui est conçu, par la nature, exclusivement pour
le veau.

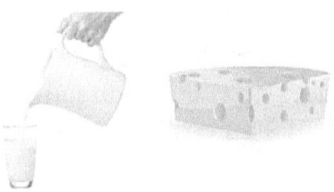

Un autre point important est que la cuisson et la
transformation n'existent évidemment pas chez le grand
singe. Tout ce qu'il mange est tel que la nature le lui
présente.

Il ne faut pas croire, à ce point de l'ouvrage, que je vais
tenter de vous endoctriner à consommer des fourmis et de la
viande crue et que je vais vous dire de vous abstenir de
consommer quoi que ce soit d'autre que ce que le singe
consomme… La plupart des grands singes ne consomment
pas, non plus, de poisson et c'est à leur désavantage évident.
Souvenez-vous bien que ces études de surface que j'ai faites
au niveau des grands singes n'avaient pour but que d'aller
dans le sens de l'éthologie pour faire table rase de la
confusion nutritionnelle et généralement comportementale

de l'humain. L'alimentation du grand singe n'est, pour l'humain, qu'un canevas; une base qui peut servir à jauger la pertinence d'énoncés nutritionnels qui sont trop souvent contradictoires et, parfois même, insensés et absurdes. Il faut bien commencer quelque part et l'idéal est toujours de commencer au début, et comme le début de l'homme est semblable à ce que le singe est actuellement, c'est un bon paramètre. D'autres paramètres comparatifs nous seront aussi utiles dans les prochaines pages.

## Pour en revenir à nous, les humains

Les découvertes publiées et résultantes de recherches qui traitent des vertus et propriétés de certains aliments, et de conséquences désastreuses de la consommation d'autres « aliments », se succèdent à un rythme étourdissant qui entretient la confusion. Mais voilà, il faut bien prendre conscience aussi que les recherches sont des activités coûteuses et que plus l'on a les « reins solides » financièrement, plus l'on peut se payer des recherches et même en influencer les résultats. Et n'oublions pas qu'il est aussi facile de payer des firmes « indépendantes » pour effectuer des recherches. Il est toujours utopique de penser que ces firmes « indépendantes » le sont vraiment étant donné que, comme la fable de La Fontaine le démontre, « tout flatteur vit aux dépens de celui qui l'écoute ».

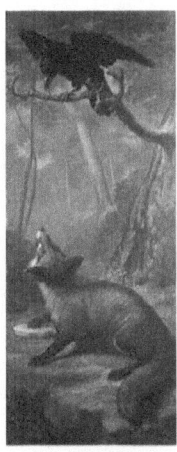

Pour être bien clair, si je n'étais pas foncièrement honnête et si j'étais à la tête d'une très grosse compagnie qui fabrique de la cochonnerie, je pourrais payer une firme qui pourrait se dire « indépendante » de nom et d'allégeance pour effectuer des études démontrant, avec chiffres à l'appui, que ma cochonnerie est un excellent aliment. Bref, pour être le moindrement prudent, il faut partir du principe qu'il faille se méfier de tout. C'est avec cette base de méfiance que j'évalue certains énoncés nutritionnels avec ce que nous démontre la nature, le plus simplement du monde. La nature, aussi cruelle qu'elle puisse être envers les plus faibles, ne ment pas.

Néanmoins, je ne m'étendrai pas sur tous les sujets concernant les aliments et la nutrition, bien sûr, et je vais m'en tenir à ce qui nous concerne dans cet ouvrage, c'est-à-dire le surpoids en graisses. Je vais parler de ses causes et ses conséquences, mais surtout ses causes, étant donné que le savoir c'est le pouvoir, et que plus l'on est conscient des causes de son surplus de poids et plus l'on a le pouvoir d'agir efficacement et définitivement.

# CHAPITRE V

## Un aliment, qu'est-ce que c'est?

À ce stade-ci de cet ouvrage, j'ai pensé qu'il serait bon, tout d'abord, de définir ce que devrait être un aliment. Alors, si l'on veut définir ce qu'est un aliment pour l'humain, c'est tout de même assez simple. Un aliment est quelque chose que l'on ingère, qui nourrit et dont les propriétés nourrissantes et positives surpassent largement les moindres effets négatifs et toxiques. Mais, idéalement, un aliment est quelque chose qui nourrit sans aucun effet négatif sur la santé. En ce sens, il y a une multitude de choses que l'on mange et ces choses ne sont pas des aliments, mais se font passer comme tels.

Pour en donner ici un simple exemple, même si un beigne, ou un beignet, est une chose que l'humain mange depuis longtemps, il est clair, à la lumière de ce que l'on en sait aujourd'hui, que le beigne, ou le beignet, n'est pas un aliment. Et de dire, comme certains professionnels le disent encore en ce nouveau millénaire, qu'il est bon de manger de tout avec modération, est une imbécillité déplorable. Que l'on mange ce que l'on mange, c'est une chose, mais que l'on qualifie certaines choses d'aliment en est une autre. Et même si l'on ne mange qu'un seul beigne, cela a son prix sur la santé, si minime soit-il. Et, encore plus important que de manger ou de ne pas manger le beigne ou le beignet, est l'importance d'en être, tout d'abord, informé et conscient.

Même lorsque l'on parle de vrais aliments, dès que l'on change les propriétés d'un aliment au niveau moléculaire, cet aliment a des chances de ne plus en être un, c'est évident. Mais il faut savoir qu'il est facile de changer complètement un aliment au niveau moléculaire et l'on n'a pas besoin d'un laboratoire pour ce faire. Dans bien des cas, il s'agit tout simplement de le faire cuire.

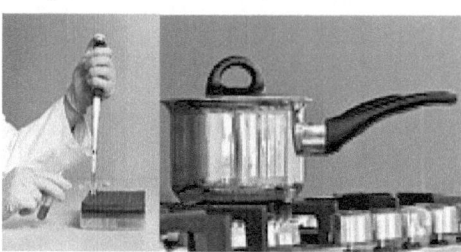

La pomme de terre, par exemple, est un excellent aliment, mais plus on la fait cuire, et plus elle devient une source de sucres cachés au point de ne plus se qualifier comme un aliment. Il en est de même pour la carotte. Et leur teneur en vitamines, et minéraux, en plus d'être grandement diminuée par la cuisson, n'arrive pas à compenser pour la toxicité glycémique qu'elles causent et ce que le corps doit faire pour trouver une compensation qui ne peut en être une saine.

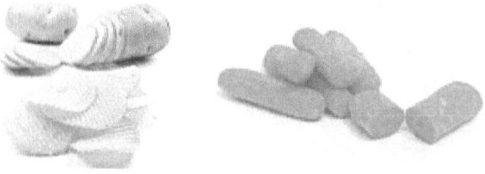

Et plus l'on fait cuire ces deux aliments et plus ils deviennent toxiques au point de vue de la glycémie. C'est-à-dire qu'ils deviennent, au niveau de l'absorption dans les intestins, des sucres qui sont absorbés en trop grande quantité sur le temps et en pourcentage sur le soi-disant aliment. La simple cuisson les rend donc « non comestibles », à moins que l'on en accepte les conséquences, et nous allons parcourir ces conséquences plus loin. Par contre, l'on se rend compte que la viande ne souffre pas tellement de la cuisson, d'un point de vue nutritionnel, et que la cuisson de la viande a des conséquences positives qui dépassent celles qui pourraient s'avérer négatives.

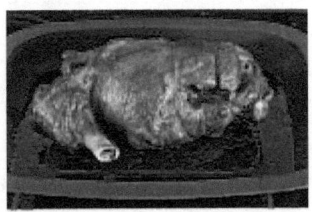

Mais, même au niveau des légumes et fruits, bien qu'ils soient destinés par la nature à être consommés crus, pour la plupart d'entre eux, certains souffrent bien moins que d'autres de la cuisson. Les épinards, par exemple, peuvent devenir mous et un peu moribonds à la cuisson, mais cela ne les rend pas « non comestibles ». Par contre, un « légume » qui est toxique, sauf si on le fait cuire, comme la queue de violon, ne se qualifie pas comme étant un aliment, à mon sens. En aucun cas, la nature n'aurait prévu que l'on ferait cuire les aliments qu'elle nous offre déjà tous prêts à manger et encore moins parce que, sans la cuisson, cet « aliment » serait toxique. Donc, il faut savoir, bien clairement, ce que cette dérogation à l'intention de la nature peut impliquer comme conséquences et, maintenant, nous le savons de plus en plus. D'ailleurs, cela se démontre clairement, justement, dans cette épidémie nord-américaine et occidentale qu'est l'obésité ou l'embonpoint. Ce que je dis c'est que, parfois, la cuisson peut changer un aliment pour le rendre « non comestible » et que parfois ça ne change pas grand-chose. Il y a, bien sûr, des exceptions comme pour ce qui est des tomates. L'on sait maintenant que le lycopène, qui est un puissant antioxydant, se concentre et s'assimile bien mieux avec la cuisson de la tomate qui en est la source. Néanmoins, il n'est pas nécessaire d'être titulaire d'un doctorat en nutrition pour conclure que la tomate qui est cuite y perd sur bien d'autres aspects nutritionnels.

Pour ce qui est de la prise de poids en graisse, le problème de la cuisson est qu'elle peut aussi rendre un aliment trop digeste en comparaison avec l'intention de la nature. On ne doit pas s'étonner de constater qu'une pomme de terre soit devenue autre chose à la cuisson, puisque rien, dans la nature, ne la prédestine à être exposée à une chaleur intense jusqu'à mollesse. Et il sera bon, au fil de notre évolution, de remettre en question sans relâche cette manie de tout faire cuire et trop cuire. Il faut savoir que c'est une manie qui vient de temps très reculés. Mais, même, il n'y a pas si longtemps, l'on s'imaginait qu'une pomme de terre crue pouvait donner une indigestion ou même donner des vers. De ce sentiment d'obligation de tout faire cuire, on en a fait ce que l'on appelle l'art culinaire. Mais l'on voit aujourd'hui que l'art culinaire, en évoluant, se simplifie et utilise des produits de moins en moins transformés. Ainsi, l'on constate que l'on prend une tangente vers la bonne direction. Il semble clair cependant qu'avec nos procédés de boucherie et d'abattage, il est nécessaire de faire cuire la viande en général. C'est une question de santé et de salubrité.

Les catégories alimentaires

Dans ce que nous avons défini comme étant des aliments, et comme il faut toujours tout classer, nous pouvons maintenant passer au concept des catégories alimentaires. Pour ce qui est des catégories alimentaires de base, c'est assez simple de s'y retrouver au départ. C'est dans les sous-catégories que cela se complique un peu. Mais, tout d'abord, disons simplement que nous avons les protéines, les gras ou lipides et les hydrates de carbone ou glucides.

Les protéines

Dans les protéines, nous retrouvons ce que l'on appelle les acides aminés. Pour constituer ce que l'on appelle une protéine complète telle qu'elle se trouve dans les sources animales ou dans les sources végétales comme la fève de soya, il faut un ensemble d'acides aminés dont je ne ferai pas ici la nomenclature inutilement.

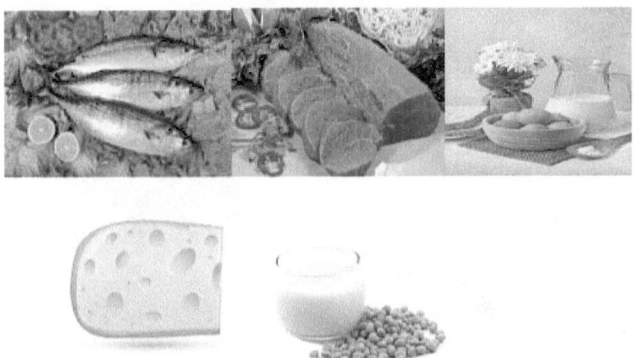

Ce qu'il faut savoir c'est que les protéines complètes se trouvent très facilement dans toutes les sources de protéines animales bien connues comme les œufs, les poissons et fruits de mer, les produits laitiers, les viandes blanches ou rouges. Dans les aliments végétaux, il y a la fève de soya qui fournit des protéines complètes. Cependant, il y a énormément de sources de protéines incomplètes dans le règne végétal et elles deviennent facilement complètes en combinant une source et l'autre dans les sous catégories.

Par exemple, en général, si l'on mange des légumineuses avec des noix ou des grains entiers, l'on aura probablement des protéines entières. La plupart du temps, quand l'on combine des sources différentes de protéines incomplètes ou d'acides aminés, l'on obtient des protéines assez complètes. Certains prétendent qu'elles doivent être combinées dans un seul repas ou collation et d'autres prétendent qu'elles peuvent être combinées au cours de la même journée. Encore ici, l'on doit se faire une idée au milieu des contradictions. Je considère que même jusqu'à quelques heures de délai entre une source de protéine et une autre source devraient apporter une combinaison raisonnable d'acides aminés.

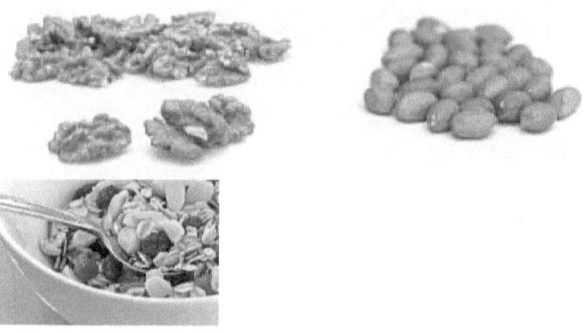

De façon très résumée, il nous faut des protéines pour fabriquer et conserver nos tissus musculaires et nos tissus en général.

Les gras ou lipides

Ensuite nous avons les acides gras que je n'énumérerai pas non plus. Tenons nous en, pour les besoins de cet ouvrage, aux gras saturés, les gras non saturés et les gras trans en sachant qu'il y a d'autres nuances plus ou moins importantes à considérer.

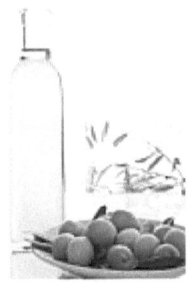

Jusqu'à nouvel ordre, tout nous indique que les gras trans, qui sont des gras solidifiés artificiellement par un procédé industriel, sont assez désastreux pour le métabolisme. Les autres sont d'excellents à acceptables. Les gras saturés sont acceptables dans certaines proportions et selon leur provenance ou leur qualité.

Les glucides ou hydrates de carbone

Ensuite, voilà ce qui pourrait sembler encore bien plus compliqué, c'est-à-dire les hydrates de carbone ou les glucides. Ça semble compliqué parce que dans les hydrates de carbone, il y a des choses qui se digèrent trop entièrement et bien trop facilement pour se retrouver en glucose sanguin. C'est parfois une question de cuisson comme nous l'avons vu plus haut. Mais, aussi, ce qui est sur le premier plan de tous les guides alimentaires actuels, y compris le guide à vie Permamince ® s'y trouve parce qu'il s'agit de tous les fruits et légumes.

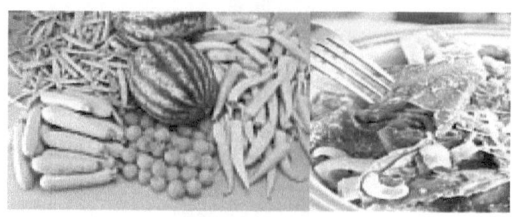

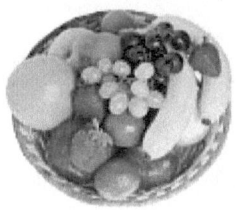

À l'autre bout de la complexité de ces glucides, il y a des choses qui ne se digèrent pas du tout, qui passent tout droit et qui ont un excellent rôle d'inhiber la digestion trop rapide et trop complète des glucides trop simples. Donc, il y a ce que l'on appelle les hydrates de carbone ou glucides simples et les hydrates de carbone ou glucides complexes, et les sources sont très variées parce que tous les fruits et légumes en font partie ainsi que les céréales, les légumineuses et les noix.

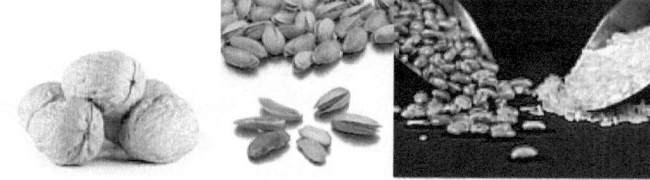

Mais j'ajoute à cela ce que je considère comme étant des glucides pseudo complexes, et je précise plus loin.

Il est intéressant de noter que, selon ce que l'on extrait du produit d'une plante donnée, on obtient le meilleur et le pire, c'est-à-dire, la fibre alimentaire pure et le sucre pur.

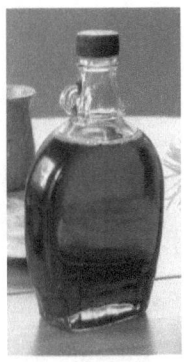

Donc, dans un coin de l'arène, nous avons le sucre pur ou presque pur. Il peut être sous forme de glucose en sirop ou en cristaux de sucre de canne, mais il y a d'autres formes, comme le sirop de maïs, par exemple. Et, dans l'autre coin, nous pouvons retrouver là les fibres alimentaires. Entre les deux, l'on retrouve les sources qui sont tous les fruits et légumes, toutes les céréales sous toutes leurs formes, les noix, les graines et les légumineuses.

Il y a plusieurs sortes de fibres alimentaires, mais celle que l'on connaît le plus provient du son des céréales comme le son de blé du produit bien connu sous le nom de « All bran ». Donc, l'on comprend que le sucre se transformera tragiquement en sucre sanguin et que la fibre ne se transformera pas ou presque pas avant d'avoir atteint le cabinet de toilette, et pourtant, les deux sont des glucides. Le sucre est dans la sous-catégorie des hydrates de carbone ou glucides simples et la fibre de son est dans la sous-catégorie des glucides vraiment complexes.

Cependant, il y a complexe et complexe. Le corps est un étrange laboratoire et ce qui est complexe dans un laboratoire fait de quatre murs, un plancher, un plafond et des équipements, peut ne pas l'être du tout dans cet autre laboratoire de transformation qu'est le corps humain.   En laboratoire, le sucre est simple. Il est sucre et il en a le goût.

Il est sensiblement la même substance dans le sucrier que dans le sang. Mais, dans ce même laboratoire, la farine blanche de blé est, chimiquement, un glucide complexe. En effet, cet hydrate de carbone est plus complexe sous sa forme de farine que le sucre. Et il doit subir des transformations pour devenir ce qu'il devient, dans les faits, dans le sang, c'est-à-dire encore du sucre (glucose).

Mais si, dans ce laboratoire, cette forme de glucide est complexe, pour le corps humain elle ne l'est presque pas. Elle se retrouve dans le sang sous forme de sucre sensiblement dans les mêmes proportions que le sucre pur. À première vue, c'est inouï et pourtant c'est comme ça. Les scientifiques de la nutrition croyaient auparavant qu'il était aussi complexe pour le corps que pour le chimiste de transformer cette aberration qu'est la farine blanche en sucre sanguin. Et, longtemps, l'on a considéré que tout ce qui n'était pas sucré au goût devait être, alors, assez complexe en tant que glucide pour ne pas causer de problèmes métaboliques comme le sucre pur pouvait le faire.

C'était une grave erreur. Alors, la farine blanche, et c'est le cas aussi pour les pommes de terre cuites ou les carottes cuites, sont des sources de glucides pseudo complexe qui, pour le corps, ne sont presque pas complexes étant donné qu'elles se transforment presque totalement en sucre sanguin sans «contraintes». De façon générale, tous les légumes, tous les fruits, toutes les légumineuses, les graines et noix, sont des sources importantes de glucides qui vont de complexe à pseudo complexe. Certains de ces aliments sont aussi des sources d'acides gras et de protéines.

Donc, maintenant, la tendance et l'école de pensée dont je me signe, est de considérer les glucides comme complexes, simples ou pseudo complexes seulement dans la proportion ou ils se transforment plus ou moins en sucre dans le sang.

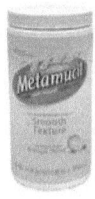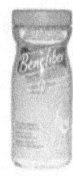

Les fibres de son, de psyllium ou d'inuline (ne pas
confondre avec insuline) sont des hydrates de carbone ou
glucides vraiment complexes et ne restent jamais assez
longtemps dans l'intestin, par rapport à leur complexité,
pour que le corps puisse en tirer du sucre sanguin et, de plus,
les fibres sont d'une grande utilité pour entraîner les sources
néfastes de sucre et les empêcher de se digérer trop
rapidement et trop totalement. Ils peuvent aussi inhiber
l'absorption des mauvais gras… Mais les bons aussi…

## Les céréales

Comme je l'ai mentionné plut tôt dans cet ouvrage, les
grands singes ne consomment pas de céréales et ils s'en
portent très bien. Néanmoins, les céréales peuvent se
qualifier comme aliments valables et même utiles pour les
humains, jusqu'à preuve du contraire. Le problème est que
l'on fait beaucoup de choses avec les céréales. Les céréales
sont trop souvent transformées et trop transformées.
Naturellement, quand je dis le mot « céréale » je parle de la
céréale brute et non pas de ce que l'on appelle « des
céréales » qui sont des préparations de céréales « à
déjeuner ». Ces préparations sont ce que l'on appelle des
produits céréaliers. Mais, dans les « produits céréaliers », il
y a des multitudes de cochonneries auxquelles l'on a ajouté
d'autres cochonneries, comme ces céréales de flocons de
maïs givrées avec du sucre. Ou encore ces autres céréales

qui prétendent favoriser le contrôle du poids alors qu'elles font le contraire en élevant la glycémie.

Il y a de bons produits et il y a des produits malsains qui tendent souvent plus vers le marketing que vers la nutrition. Le pain aussi est un produit céréalier et, simplement dit, tout ce qui est fabriqué à base de céréales est un produit céréalier. Il faut se méfier des produits céréaliers parce qu'ils deviennent rapidement n'importe quoi tellement on les transforme et que l'on y ajoute n'importe quoi.

La céréale, brute, telle qu'elle est offerte par la nature, n'est pas l'aliment de prédilection de l'humain, bien qu'elle aie le potentiel de le nourrir assez raisonnablement. Mais encore trop de produits faits de céréales sont de pauvres à non comestibles, à force d'en changer la nature et de tant y ajouter. Il est trop facile de faire d'une céréale un produit toxique, toujours au niveau de la glycémie; c'est-à-dire un produit qui se transforme en sucre sanguin dans une trop grande proportion sur le temps; entre autre, il suffit d'y enlever le son.

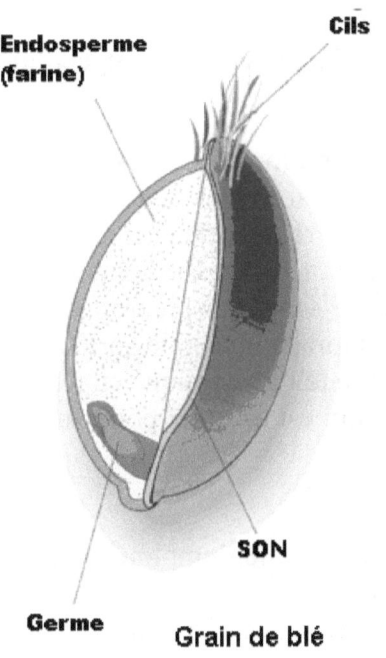

**Endosperme (farine)**

**Cils**

**SON**

**Germe**

**Grain de blé**

Le son est l'enveloppe de la céréale et une céréale n'est pas entière si elle n'a plus le son. Le son est la source de fibre de la céréale et c'est, en partie, ce qui en fait un bon aliment, parce que c'est cette source de fibre qui, dans la céréale, normalise l'index glycémique de la céréale et qui fait en sorte que la céréale ne soit pas toxique au point de vue de la glycémie. C'est comme si la nature avait prévu que si nous allions manger des céréales alors il fallait qu'il y ait quelque chose dans cette céréale qui modère, diminue et ralentit, l'absorption de l'endosperme; l'endosperme étant la partie farineuse de la céréale et celle qui, tout en étant nutritive, se transforme en sucre sanguin dans une énorme proportion au moment de la digestion. La fibre du son joue ce rôle primordial. La farine de céréale qui est extraite du grain, sans le son, est une source de sucre sanguin vraiment trop importante et elle est, à mon avis, toxique au point de vue de la glycémie. C'est-à-dire que sa digestion procure trop de sucre ou de glucose dans le sang sur un temps donné. Le résultat de l'apport en glucose sanguin d'un aliment sur son contenu total en glucides s'appelle l'index glycémique.

Nous reviendrons sur cette notion de l'index glycémique. Pour l'instant, disons que c'est le pourcentage de l'aliment ou du pseudo aliment qui se retrouvera en sucre sanguin.. Certains diront que c'est la rapidité avec laquelle l'aliment se retrouve en sucre dans le sang, mais je trouve que ce n'est pas exact. C'est une question de glycémie surtout. Il faut éviter les produits à haut index glycémique en tenant compte de la charge glycémique qui est un autre point sur lequel nous reviendrons.

Je sais que ce mot « toxique » que j'emploie, au point de vue glycémique, en fera sourciller certains. Mais nous verrons plus loin, de façon plus précise, ce que j'entends par l'utilisation de ce mot qui peut sembler fort aux premiers abords.

# CHAPITRE VI

## Le mécanisme du surpoids en graisse

Avant de m'engager sur ce sujet et de faire des déclarations, je dois aviser le lecteur que je tenterai plus de lui faire voir ce que je vois et pourquoi je tends à conclure une chose plutôt que l'autre, au lieu de m'acharner, à coup d'études, à prouver quelque chose de façon catégorique, parce que trop d'études n'ont trop souvent pour seul effet que d'en contredire d'autres.

Pendant toutes ces années où j'ai lu, vu et entendu ceci et cela au sujet de la prise et de la perte de poids en masse adipeuse (en graisse), en toute honnêteté, j'ai pu conclure cet énoncé qui suivra. C'est un énoncé simple et qui peut sembler audacieux. Je considère que, sans être nutritionniste, le fait de devoir m'alimenter me donne le droit de conclure et que j'ai aussi le droit de partager mes conclusions ainsi que les raisons de ces conclusions. Alors, voici cet énoncé simple qui semblera aller de soi pour certains et qui sera présomptueusement inexact ou carrément faux pour d'autres.

### La glycémie

Les gens engraissent vraiment surtout à cause des conséquences de l'ingestion de produits qui font augmenter la glycémie (le sucre sanguin) de façon anormalement intense et rapide. Ce qui fait alors réagir le pancréas qui, dans sa sécrétion d'insuline, suit et même dépasse en proportion cette absorption de choses toxiques au sens de la glycémie. Bref, l'insuline est l'hormone qui permet de stocker les graisses, et qui bloque l'utilisation des graisses déjà accumulées comme source d'énergie.

Les gras que l'on ingère ne jouent un rôle que très mineur dans ce processus et certains gras n'auraient vraisemblablement aucun rôle si ce n'était peut-être que d'aider à ne pas engraisser ou à diminuer l'accumulation de graisse dans le corps.

Il y a beaucoup de documentation sur ce sujet et beaucoup d'indices et de preuves, mais les indices les plus évidents du sérieux de cet énoncé m'ont semblé être les effets de l'insuline chez les diabétiques de type 1 et la diète Atkins.

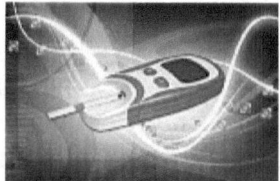

Il est connu que les gens qui font du diabète de type 1 engraisseront ou maigriront assez systématiquement selon la dose d'insuline qu'ils s'injectent, et ce, sans égard à ce qu'ils mangent pourvu qu'ils mangent. Bien sûr, une dose trop forte d'insuline sur une base régulière fera engraisser la personne et la mettra en hypoglycémie, tandis qu'une dose trop faible, sur la même base, la fera maigrir et lui provoquer cet empoisonnement glycémique du diabète que l'on appelle hyperglycémie.

Et voilà que, depuis des décennies, il existe une diète, que je ne peux recommander pour diverses raisons que mentionnerai plus loin, qui se nomme Atkins et qui vient d'un médecin américain, du même nom, évidemment.

Cette diète, dans sa première phase, exclut pratiquement tous les hydrates de carbone. C'est-à-dire des plus complexes aux moins complexes, de la simple laitue romaine à la pâtisserie. Elle ne permet que les protéines complètes comme les viandes, œufs, poissons, bacon et, etc., en incluant tous les gras, mais en favorisant les meilleurs. Cette phase de ce régime permet l'ingestion de centaines de calories en gras, journalièrement. Et les gens maigrissent. Et, bien que je ne pourrais recommander une diète pareille, je la conseillerais davantage que celle qui compte les points ou les calories, peu importe la nature de ces calories.

Certaines études de ces diètes pauvres en glucides et riches en gras et protéines ont semblé démontrer que la nature même des aliments privilégiés dans ces régimes était la cause d'une plus grande satiété, et que cette satiété faisait en sorte que les gens qui suivaient ces régimes réduisaient les calories ingérées de façon significative. On ne peut pas nier qu'il est possible que ce soit le cas. C'est peut-être même toujours le cas. Cependant, cela ne permet pas de penser que c'est nécessairement la réduction des calories qui a fait perdre du poids au gens dans ces études. De plus, d'autres études démontrent bien qu'on ne peut se fier à ce concept des calories.

Je vous présente justement ici des extraits d'une autre étude à ce sujet de la Harvard School of Public Health que je traduis en français pour le bénéfice du lecteur.[6]

*Reported: American Association for the Study of Obesity, October 16, 2003*

*Les participants: 21 volontaires en surpoids.*

*Deux groupes ont été soumis à l'aveugle à soit une diète pauvre en gras ou une diète pauvre en glucides à 1500*

---

[6]http://www.dietandbody.com/Atkins_calories.html, le 12 juillet 2011

*calories pour les femmes et 1800 calories pour les hommes; un troisième groupe fut soumis à une diète pauvre en glucides mais a reçu 300 calories de plus par jour.*

*Méthode : Toute la nourriture fut préparée dans un restaurant à Cambridge au Massachusetts.*

*Les sujets de l'étude ont reçus un repas du soir et une collation avant le coucher ainsi que le petit déjeuner et le lunch du lendemain, cela était garant d'un contexte bien contrôlé. La nourriture était surtout composée de poisson, poulet, de salades, de légumes et de gras non saturés. Les viandes rouges et les gras saturés furent limités ( à la différence de la diète Atkins).*

*Tous les repas semblaient similaires mais étaient cuisinés avec des recettes différentes. Les repas pauvres en glucides avaient 5% de glucides, 15% de protéines et 65% de gras. Le groupe de repas faibles en gras avaient des repas avec 55% de glucides, 15% de protéines et 30% de gras.*

*Résultats : Tous les sujets perdirent du poids mais les gens soumis à la diète pauvre en glucides en ont perdu plus que ceux dans le groupe à la diète pauvre en gras; même ceux qui consommaient plus de calories.*

• *Les sujet du groupe soumis à la diète à calories limitées pauvre en glucides ont perdu une moyenne de 23 lbs (10.45 Kg)*

• *Les sujets du groupe soumis à la diète à calories limitées pauvre en gras ont perdu une moyenne de 17 lbs (7.73 Kg)*

• *Les sujets du groupe soumis à la diète avec 300 calories de plus par jour mais pauvre en glucides ont perdu une moyenne de 20 lbs (9.09 Kg)*

*Pendant la durée de l'étude, les sujets du groupe soumis à la diète à 300 calories par jour de plus mais pauvre en glucides ont consommé chacun 25,000 calories de plus. Cela aurait du causer une prise de poids d'environ 7 livres mais cela n'a pas été le cas.*

Bref, avec tout ce que j'ai pu lire, voir et entendre sur le sujet, je suis devenu l'un de ceux qui croient qu'avant de blâmer le gras, le sel et les additifs pour les multiples maladies que l'on peut développer, y compris, les maladies cardiaques, vasculaires, et, bien sûr, l'obésité et le diabète de type 2, il faudrait tourner son regard du côté des sucres et des produits transformés ou raffinés. Le Dr William Willett [7] en dit quelque chose d'intéressant :

*« Ces pics en glucose sanguin et insuline ont un effet métabolique néfaste sur le ratio en cholestérol sanguin. Le HDL, qui est le bon cholestérol est réduit de façon spécifique et les triglycérides, un autre type de gras sanguin qui favorise les crises cardiaques, augmentent ».*

Ne nous y méprenons pas ici. Il nous faut des sucres dans le sang et sous forme de glycogène comme nous le verrons plus loin, mais le corps est constitué d'une certaine façon ou les excès de sucre (intoxication glycémique) dans le sang ont des conséquences sur la santé que l'on ne peut plus ignorer. Même si maman faisait les meilleurs beignes (beignets) du monde et qu'elle les faisait en forme de cœur, ça ne change rien aux faits. L'alimentation, que l'on qualifie de « normale » et « ordinaire » de l'occidental, le place tantôt en hyperglycémie, tantôt en hypoglycémie et ce dernier en subit les conséquences qui deviennent inévitables au fil du temps.

Et même si l'on a une maman qui n'aurait jamais su compter et qui nous chante que 1 et 1 font trois et

---

7 Walter Willett M.d.  est professeur d'épidémiologie et nutrition à la Harvard School of Public Health et un professeur en médecine à Harvard Medical School

que cet énoncé nous fait chaud au cœur, il demeure vrai que 1 et 1 font deux tout de même et que l'on risque gros dans la vie à penser que l'équation de maman fonctionne parce que cela nous rassure.

Ce qui se passe est relativement simple. Je prendrai comme exemple la pomme de terre cuite. Une pomme de terre cuite n'est pas très loin de la même valeur en farine blanche pour le même volume, ou de la même valeur en sucre blanc. C'est-à-dire qu'elle s'absorbe presque totalement sous forme de glucose (sucre) qui, naturellement, dans le processus normal de la digestion, passe par les intestins pour se rendre dans le sang.

Pour le corps humain, il s'agit là d'une trop grande quantité de sucre par volume de sang et le corps réagit en sécrétant une trop grande quantité d'insuline. Étant donné la trop grande quantité de sucre dans le sang et l'insuline faisant son travail, il y aura alors une partie de ce sucre rendu disponible pour l'énergie, plus ou moins immédiate, sous forme de ce que l'on appelle le glycogène, qui se stocke temporairement dans les tissus musculaires et le foie. Mais, étant donné le ratio de sucre sanguin trop important dans le sang, et qu'il y a limite au stockage sous forme de glycogène, c'est aussi le travail de l'insuline de faire stocker le surplus sous forme de graisses dans les cellules adipeuses. Et c'est ce qui se passera.

Naturellement, ce stockage sous forme de glycogène et sous forme de graisse dépendra aussi du degré de sédentarité ou d'activité de la personne. Ou encore d'une certaine résistance à l'insuline qui peut se développer à force d'abuser du pancréas. Plus le glycogène est utilisé au fur et à mesure, et moins il y aura stockage en graisse, c'est assez évident. Mais il sera bon aussi, à ce point-ci, de retenir ce qui suit : L'insuline a cette tendance à se voir « lancée » sur un élan selon le stimulus issu du sucre sanguin, et si ce stimulus est grand à cause d'un trop grand ratio de sucre (glucose) dans le sang, l'insuline se trouvera sécrétée en trop grande quantité. Plus encore que ce que demanderait le ratio de glucose sanguin. On appelle cela de l'hyperinsulinisme. Notre belle alimentation « normale » d'Occidental et, en particulier, de Nord américain, cause de l'hyperinsulinisme fréquent.

Donc, non seulement nous aurons, à cause de la trop grande quantité de glucose dans le sang, un surplus que l'insuline fera stocker sous forme de tissus graisseux, mais, en plus, le surplus d'insuline, qui dépasse en proportion le taux de glucose sanguin, causera une baisse néfaste du taux normal de sucre dans le sang. Il se produira donc une hypoglycémie. C'est-à-dire que le taux de sucre sanguin tombera en deçà de la normalité. Le résultat est le manque d'énergie, une sensation de faiblesse et parfois même d'étourdissements et de tremblements qui pourraient aller jusqu'à l'évanouissement. (Il va sans dire que l'hypoglycémie grave, qui se retrouve chez les diabétiques qui sont en surdose d'insuline, peut aller encore plus loin et induire un état de choc). Le résultat de cela est, bien sûr, la course à la source de sucre; ce que l'on appelle les « rages » de sucre ou de pâtes, ou de pains ou de pommes de terre bien cuites, etc.

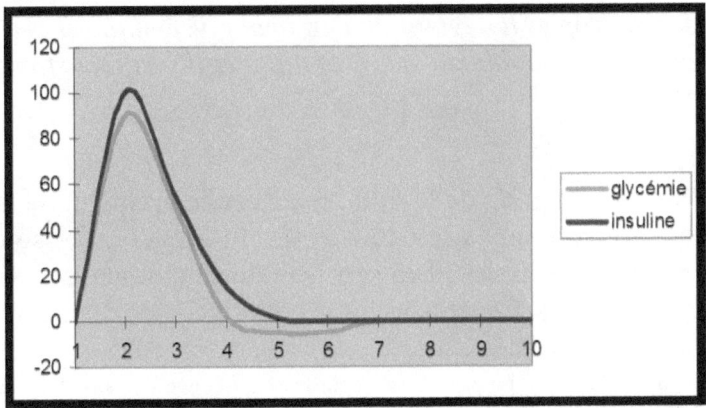

## Le paradoxe métabolique

Nous forçons donc un paradoxe métabolique qui fait que l'on peut se retrouver en grande faiblesse hypoglycémique tout en stockant des réserves d'énergie sous forme de graisses. Même en théorie, l'insuline sécrétée qui serait en proportion avec le pic glycémique, si ce pic est trop important, comme il l'est trop souvent avec de faux aliments ou des aliments raffinés, ferait en sorte que l'on ne se retrouverait pas en hypoglycémie, mais que l'on accumulerait de la graisse. Cependant, dans les faits, l'insuline sécrétée par un important pic glycémique dépassera les proportions de la glycémie et on se retrouvera, par la suite, non seulement en hypoglycémie, mais en stockage massif de graisse. Le Dr William Willett[8] en parle ici :

*« Il y a plusieurs problèmes reliés à ces augmentations rapides en glucose sanguin après avoir ingéré de grandes quantités d'une forme rapidement digérée d'hydrate de carbone. En tout premier, quand le sucre sanguin s'élève comme une fusée, le corps veut le ramener en bas. Alors, notre pancréas sécrète une grande quantité d'insuline et le résultat de cela est que le sucre sanguin descend pour s'écraser au sol rapidement. En fait, c'est le cas pour plusieurs personnes, après trois et quatre heures, le corps en sécrète trop et il devient un peu hypoglycémique et cet écrasement rapide du sucre sanguin et d'insuline stimule la faim. »*

Bien sûr, on parle de la faim, mais est-ce vraiment de la faim dont on parle ou parle-t-on de pulsion d'ingérer des sources de glucides simples? Le corps sait déjà comment se renflouer en sucre et passera la commande en donnant une

---

[8]Walter Willett M.d. est professeur d'épidémiologie et nutrition à la Harvard School of Public Health et un professeur en médecine à Harvard Medical School

envie irrésistible de toutes ces choses qui sont cette source de sucre sanguin et l'histoire se répète continuellement.

Bref, une fois que l'on a commencé au cours de l'histoire de l'humain, à jouer avec les sources de sucres cachés et non cachés, partant de la canne à sucre ou de la betterave à sucre jusqu'à la simple farine blanche, nous avons là commis une erreur très grave dont nous ne pouvions pas, alors, soupçonner les conséquences. Mais c'est toujours une erreur et se sont des conséquences qu'il est outrageusement ridicule d'ignorer de nos jours.

En général, dans une consommation normale d'un aliment normal pour le corps, même s'il s'agit d'un aliment bien sucré, tel qu'un fruit cru et entier (sauf exceptions) ou même s'il s'agit de la même pomme de terre, mais crue, il y aura une quantité normale et saine de glucose (sucre) dans le sang et une réponse normale et saine de l'insuline. Pour quelqu'un qui bouge normalement et sainement, l'insuline a alors le même rôle, mais il n'y a rien à stocker, car il n'y a pas de surplus. Une alimentation qui est prévue par la nature pour l'être humain n'apporte pas ce surplus néfaste en sucre sanguin qui se stocke en graisse. C'est aussi simple que cela.

Pour ce qui est de l'accumulation en graisse, comme le lecteur peut le constater, c'est relativement simple, surtout au point de vue nutritionnel. Bien sûr, le corps est une machine extrêmement compliquée à comprendre, mais la complexité de la nature y est parfaitement adaptée. C'est-à-dire que l'on peut parler pendant des pages et des chapitres de tout ce qui se passe dans le corps, suite à l'ingestion d'un aliment ou un pseudo aliment, ainsi que des complexités moléculaires et chimiques de l'aliment et cela barbouillera amplement des centaines voire des milliers de pages, mais ce n'est pas nécessaire. Ce ne l'est pas pour nous comme ce ne l'est pas pour les animaux dans leur habitat naturel. Quand l'on parle de « fast food », il n'y a pas plus « fast » que la nourriture fournie par la nature; en principe, on cueille, on chasse et on bouffe sans se poser de questions, mais aussi sans engraisser.

À ce stade-ci, une question vous viendra peut-être à l'esprit et peut-être sera-t-elle ceci : Pourquoi est-ce que je me mets à engraisser maintenant alors que j'ai toujours mangé de la même façon dans mon enfance ou dans mon passé? Comment se peut-il que « cette » personne que l'on connaît dans notre entourage, qui ne prend pas de poids, peu importe la quantité de calories qu'elle ingère, n'engraisse pas non plus malgré qu'elle mange beaucoup d'hydrates de carbone « glycémiants » ou trop de glucides?

D'abord, chez les gens avec une santé normale, le corps supporte les attaques des sucres apparents ou cachés pendant un certain temps et réussit à compenser; à « s'en sortir », mais il reste que ce sont des agressions au corps et qu'il finit par se détraquer. C'est aussi simple que cela. Pour certains, ce sera presque immédiat et pour d'autres ce sera vers un âge plus avancé. Il me semble aussi avoir remarqué une chose qui m'a paru intéressante. Il serait question aussi de tendances génétiques de l'adaptation du corps à l'ingestion de ces sucres qui pourraient être en jeu. Par exemple, si l'on remarque que les Occidentaux d'Amérique du Nord voient leur population devenir de plus en plus en surpoids, il est assez clair que pour les autochtones de cette Amérique, c'est une bonne majorité qui souffre de surpoids, dès un jeune âge et depuis assez longtemps. Il est assez clair aussi que pour ces autochtones, les sucres apparents ou cachés sous forme de féculents et de céréales raffinées, ainsi que la consommation d'alcool et, en particulier, de bière, sont des « additions », à leur alimentation, qui sont récentes dans leur histoire. Et je me permets d'ajouter qu'ils n'avaient vraiment pas besoin de nos cochonneries européennes, et que l'Europe leur a apporté bien des malheurs auxquels l'on doit indéniablement ajouter une alimentation raffinée, sucrée, alcoolisée, céréalière et féculente. L'on n'a pas besoin d'être un expert en anthropologie pour savoir que les autochtones d'Amérique se nourrissaient de chasse, de pêche et de produits de la nature, tel que la nature l'avait prévu et que le peu de transformations qui se faisaient étaient rudimentaires et saines. L'on séchait la viande par exemple, mais on ne mangeait pas de pain ni de céréales sauf ce maïs natif, qui n'a rien à voir avec le maïs que l'on retrouve aujourd'hui.

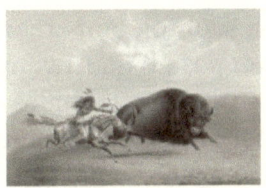

Bref, alors que les autochtones d'Amérique semblent subir cette épidémie de l'embonpoint « nord-américain » depuis plus longtemps que nous, et dès un très bas âge, avec une alimentation semblable à nous qui descendons de pays d'Europe, nous, ces gens qui proviennent de ces pays d'Europe, avons eu quelques millénaires de plus qu'eux pour s'adapter, tant bien que mal, à nos céréales plus ou moins raffinées, à nos cochonneries sucrées et nos pommes de terre en purée. Nous faisons donc du surpoids, plus tard dans la vie, notre organisme résiste plus et plus longtemps à ces agressions alimentaires, mais il semble tout de même évident que jamais nous ne pourrons nous adapter totalement, et que si nous le faisions, ce serait tout simplement par sélection évolutive. C'est d'ailleurs probablement ce qui s'est produit jusqu'ici dans notre histoire occidentale. Il ne faut jamais oublier qu'il ne s'agit pas que d'une accumulation de gras sans autre conséquence que de devoir refaire sa garde-robe, il s'agit vraiment de conséquences graves sur la santé.

## Les céréales (encore)

Il faut comprendre que les raisons pour lesquelles l'humain a commencé à consommer des céréales ne sont pas des plus nobles. La céréale est un aliment des masses; un aliment qu'il fut nécessaire de cultiver en masse pour nourrir des masses. Cependant, l'humain, tout naturellement, n'est pas censé vivre « en masse », mais en communauté. L'on peut facilement conclure que les masses d'humains sont devenues des masses aux fins d'asservissement, de commerce, de guerre, de religion, de la gloire d'un seul roi, empereur ou régime. Sans les céréales, on n'aurait pas pu nourrir tous ces gens, esclaves ou non, qui ont construit des pyramides ou les murailles de Chine. Les armées aussi devaient être nourries en masse.

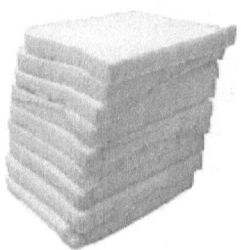

Ce symbole de nourriture humaine que l'on appelle « le pain » fut le premier « fast food » et la première nourriture transformée fabriquée pour nourrir des multitudes. Aujourd'hui, on fabrique du « fast food » pour le vendre directement et s'enrichir. Autrefois, c'était moins direct, il était question de victoire, d'invasion, de gloire et aussi de fortune. Dans un cas ou dans l'autre, ce n'est pas et ce ne fut pas celui qui mange le « fast food » en question qui s'enrichissait, mais celui qui le distribuait ou qui le distribue aux masses pour son profit.

Cet ouvrage ne partira pas en guerre contre les céréales et ses produits. Là n'est pas la question. La céréale, en général, est un aliment valable, tant qu'elle reste brute et crue ou que l'on sait en consommer les meilleures parties comme le son et le germe. Le problème, je le répète, est dans cette facilité que l'on a depuis des millénaires à transformer les céréales pour en faire des produits qui sont devenus de plus en plus douteux. Et là, je ne parle même pas encore des modifications génétiques des céréales. .

Le simple fait d'avoir fait des triages et croisements, au fil du temps, a déjà sérieusement modifié quelques aliments qui deviennent, alors, de plus en plus faciles à transporter sans trop les meurtrir, qui peuvent rester bien plus longtemps sur les tablettes ou dans les frigos sans se gâter, qui ont un goût plus sucré, qui sont plus tendres et, etc.

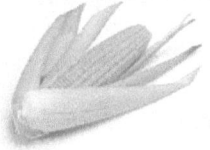

Le maïs en est un excellent exemple parce que le maïs, tel qu'il est consommé généralement en occident et surtout en Amérique du Nord, est un aliment pratiquement non recommandable à cause de son effet sur la glycémie. C'est-à-dire que son index glycémique est élevé ainsi que sa charge glycémique. Donc, à la digestion, il libère trop de sucre dans le sang sur des portions dites raisonnable. Il est donc, encore, à mon point de vue, toxique au niveau de la glycémie même alors qu'il est sous sa forme entière avec le son inclus.

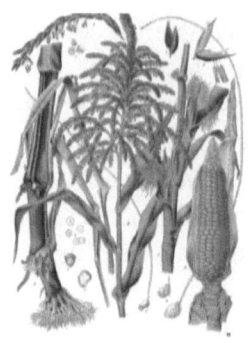

Cependant, le maïs indien, qui est plus près de ce que la nature a prévu et de ce que les autochtones des Amériques consommaient, est très différent. Il est sûrement moins sucré, moins tendre, mais son index glycémique correspond à un aliment sain. Au fil du temps, bien des fruits et légumes ont subi le même sort, mais tous n'en ont pas autant souffert au point de vue de la glycémie. La banane est, aussi, un fruit qui, s'il est consommé raisonnablement mûr, est trop « glycémiant ». Elle n'est maintenant recommandable que verte, et pourtant, c'est un fruit que l'on peu qualifier de « naturel ».

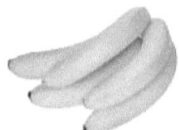

C'est pour cela qu'il ne suffit pas, malheureusement, de se fier à ce que nous offre la nature puisque l'on a aussi modifié la nature jusqu'à un certain point. Mais comme, en tant qu'humains, l'on se donne le droit de modifier tout, alors nous avons maintenant aussi la responsabilité d'aller au bout de notre science ou de notre relative folie et de savoir ce que l'on mange; de cultiver, non pas seulement ce que l'on mange, mais aussi la connaissance des conséquences de nos interventions sur ce qui, au départ, n'était que de la simple nourriture. C'est à cela que devraient travailler les scientifiques de la nutrition et les nutritionnistes. La nutrition a besoin d'une révolution et elle est en cours, mais, paradoxalement et à mon grand regret, les instigateurs de cette révolution ne sont les nutritionnistes. On les retrouve depuis longtemps surtout chez les naturopathes. Je ne parle pas de ceux qui ne sont que dans la « business » de vendre des extraits de ceci et de cela, mais de ceux qui prennent parole au sujet de la nutrition et qui finissent toujours par être paraphrasés, du bout des lèvres et 15 ans plus tard, par certains nutritionnistes, parmi les plus dégourdis.

Je me souviens, dans mon enfance, que les naturopathes étaient les seuls à vanter les vertus du pain de blé entier comparé au pain blanc. Le pain blanc était alors encore tout en haut du guide alimentaire Canadien et Américain, étant donné, disait-on, qu'il était fait de farine « enrichie » et les nutritionnistes passaient alors pour des extrémistes de l'alimentation. Il fallait écouter nos nutritionnistes.

Les calories

 Ce que l'on appelle « les calories » sont des unités de mesure de potentiel énergétique. C'est ce que l'on appelle de la thermodynamique. En fait, la chose que l'on appelle « les calories » sont des kilocalories et il s'agit bien des mêmes termes utilisés en physique que l'on peut convertir en joules ou même en watts.

Il m'est encore absolument incompréhensible, en ce millénaire, que des scientifiques, qu'ils soient médecins ou nutritionnistes ou autres, utilisent encore les calories pour parler de nutrition. Les calories sont encore une autre source frappante et désolante de confusion. Évidemment, dans le corps, il y a des processus thermodynamiques et il y a combustion de combustibles pour un rapport énergétique et ces combustibles se trouvent dans la nourriture, en effet.

Mais avant que l'on puisse parler de l'échange des calories, telle que comptabilisées et écrites sur les emballages, pour l'énergie supposément fournie et disponible pour le corps, il s'est passé une multitude de choses avec cette chose que l'on a ingérée. L'apport calorique d'une chose ingérée, fut-elle un aliment ou non, dépend d'une multitude de facteurs que l'on ne peut absolument pas ignorer, si l'on tient absolument à ce concept, et qui sont variables. Bien sûr, l'on ne digère pas les aliments tous exactement de la même façon d'une personne à l'autre. Mais, de plus, cet apport calorique pour le même item ingéré variera dans le corps de la même personne selon l'heure de la journée, sa fatigue ou sa forme, la combinaison alimentaire, ou ce qui est déjà présent dans le système digestif ou même l'humeur de la personne.

Il y a des gens qui digèrent de façon plus complète que d'autres, mais la même personne ne digère pas toujours de la même façon. Évidemment, il y a des généralités chez la même personne. Je peux dire, par exemple, qu'en général, dans une certaine partie de ma vie, un bon pourcentage de ce que je mangeais se retrouvait dans les toilettes sans trop avoir eu le temps d'être bien digéré. D'autres digéreront, lentement, mais presque trop sûrement, absolument tout ce qu'ils mangeront. Mais l'on ne peut certainement pas se fier à un rapport aussi boiteux, construit sur des demi-vérités faciles. Surtout si une telle aberration entretient la confusion chez des gens qui souffrent d'embonpoint et qui veulent en sortir.

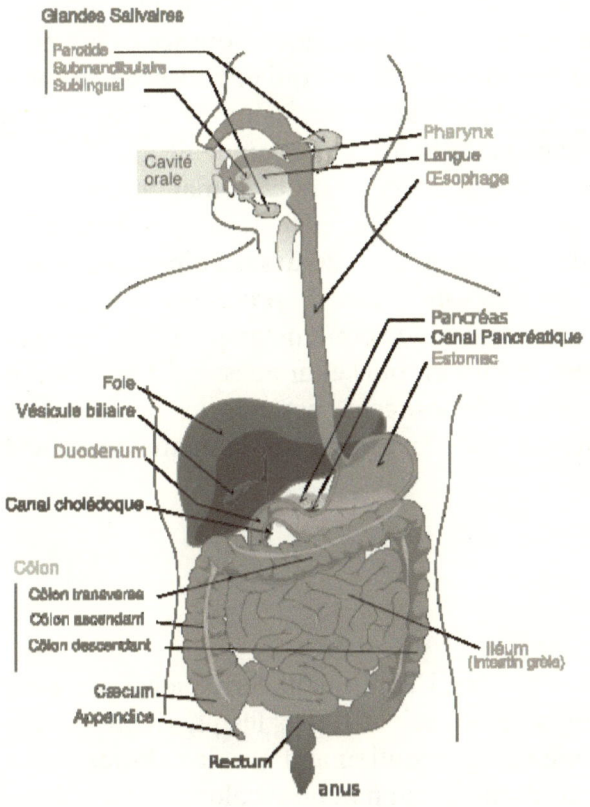

Ce à quoi je veux en venir est qu'il y a tout un monde entre la « calorie ingérée » et la « calorie dépensée ». Tout un monde qui fait qu'une personne sérieuse, et surtout avec le moindre esprit scientifique, ne peut absolument pas dire que la prise de poids ou la perte de surpoids ne dépend que de ce rapport de « calorie ingérée versus calorie dépensée ». La calorie ingérée n'est pas transformée en énergie de façon linéaire, cela saute aux yeux pourtant. Évidemment, ce serait bien simple, mais ça ne marche pas comme ça. Même les machines ne marchent comme ça que quand elles sont parfaitement bien conçues et entretenues. Même l'essence que vous mettez dans votre auto n'aura pas le même rendement, juste en changeant de pneus! Alors, pour les humains c'est encore bien plus complexe.

Oui, il y a des gens qui mangent une quantité dite raisonnable de calories pendant la journée et qui ne peuvent retrouver leur poids santé ou qui engraissent, à leur grand désespoir et à leur grande confusion. D'autres se gavent de calories sans prendre un seul gramme de gras supplémentaire. Il est pourtant clair maintenant que des calories sous forme de sucres n'auront pas du tout le même impact sur l'accumulation de tissus adipeux (gras du corps) que des calories sous forme de protéines, de certains hydrates de carbone, de certains gras ou d'autres types de gras. Il est de plus en plus clair aussi qu'il ne s'agit parfois que de changer la source de ces calories ingérées pour perdre ou gagner du poids en graisse sur la même quantité de calories.

Ici, j'applique le terme « calorie » de façon populaire, mais les scientifiques les plus sérieux vous diront que les aliments ne contiennent pas de calories en soi. Ils n'auraient plutôt qu'un potentiel calorique bien dépendant du métabolisme de celui qui ingère l'aliment. Et c'est une évidence, de plus en plus. Donc, le fait de dire que tel aliment ou telle cochonnerie « contient » un nombre bien défini de calories est, en soi, une imbécillité. Cela ne l'était peut-être pas il y a quelques décennies, alors que l'on nageait dans l'ignorance, mais maintenant, oui. De plus si cet énoncé est une imbécillité en soi, elle l'est combien plus dans la bouche de quelqu'un qui est censé avoir un esprit scientifique et encore plus si cette personne est médecin.

# CHAPITRE VII

## Le mécanisme de l'amaigrissement

Pour maigrir, théoriquement, c'est assez simple aussi. Il s'agit que le corps utilise le gras accumulé comme combustible énergétique. À part la chirurgie ou la liposuccion, il n'y a pas d'autres moyens pour maigrir. Comme le corps privilégie toujours le glucose des glucides ingérés comme source d'énergie à brûler, il est assez clair que tant que ces glucides lui sont fournis en abondance, il ne brûlera pas ses graisses. Le contraire est aussi vrai, si l'on prive le corps de glucides, il n'aura d'autres choix que d'utiliser ses stocks de graisse comme source d'énergie. Tous les mécanismes pour cela sont en place, mais ne sont pas instantanés. Il ne faut pas oublier que le corps qui a accumulé de la graisse aura une résistance à changer de source d'énergie, ne serait-ce que par simple loi d'inertie. Mais il aura une résistance surtout s'il perçoit encore qu'il est en mode « famine ».

Pour résumer, la seule façon possible, à part la chirurgie ou la liposuccion de se débarrasser de surplus de gras est de faire en sorte que le corps s'en serve comme source d'énergie.

La cétose

Le corps, qui est habitué à puiser ses sources d'énergie dans le glucose qui vient des glucides ingérés, une fois privé de cette abondance, prendra un certain temps avant de faire le transfert de source d'énergie, de quelques heures à quelques jours, mais il le fera éventuellement. Et quand il le fait, il le fait par un phénomène appelé « cétose ».

La cétose est expliquée brièvement ici dans cet article de Wikipédia[9]

*La cétose est un état du métabolisme humain induit par les diètes faibles en glucides. Dans certaines circonstances, cet état peut aussi conduire à celui, dangereux, d'acidocétose.*

*Les diètes faibles en glucides ont pour effet de maintenir un faible taux d'insuline et un taux élevé de glucagon. Si peu de glucides sont consommés pendant une période de quelques jours consécutifs, ce ratio insuline/glucagon aura pour effet d'induire l'état de cétose. Cet état métabolique est caractérisé par la synthèse de corps cétoniques par le foie et leur utilisation comme source d'énergie, à la place du glucose, par les principaux organes (notamment le système nerveux central).*

*On peut représenter l'état de cétose par un modèle à deux sites :*

---

[9] "Cétose (diététique)." *Wikipédia, l'encyclopédie libre.* 20 sep 2010, 13:00 UTC. 15 jun 2011, 20:23 <http://fr.wikipedia.org/w/index.php?title=C%C3%A9tose_(di%C3%A9t%C3%A9tique)&oldid=57289412>.

*- site 1 : la cellule adipeuse. Le faible taux d'insuline provoque la dégradation des triglycérides stockés et la libération, dans le flux sanguin, d'acides gras.*

*- site 2 : le foie. Le taux élevé de glucagon provoque la libération du glycogène stocké dans le foie, lequel vient rapidement à manquer. Par la suite, le foie utilise les acides gras abondants dans le flux sanguin pour synthétiser des corps cétoniques.*

*Les utilisateurs des diètes faibles en glucides prétendent que ces dernières se comparent avantageusement aux autres types de diètes hypocaloriques en ce que le poids perdu l'est davantage sous forme de masse graisseuse que sous forme de tissu maigre. Cette affirmation se fonde sur le fait que les organes utiliseront les corps cétoniques comme source d'énergie et que ces corps cétoniques sont synthétisés à partir d'acides gras provenant du tissu adipeux.*

*L'acidocétose, quant à elle, est un état qui réfère à une accumulation excessive de corps cétoniques dans le sang, ce qui a pour effet de déséquilibrer le pH sanguin. Cet état critique et dangereux ne se produit toutefois que chez les diabétiques.*

On explique ici la cétose comme un phénomène induit par une diète pauvre en glucides, mais il ne faut pas oublier que la cétose entre en jeu à chaque fois que l'on perd un seul gramme de graisse, car il n'y a que ce phénomène qui fait en sorte que le gras soit utilisé comme source d'énergie.

D'abord, l'on sait que l'insuline, non seulement a ce rôle ingrat de stocker les surplus de glucose en graisse, mais aussi de fermer les cellules adipeuses ou graisseuses de façon à ce que la graisse y reste résolument. Donc, si l'on cesse de consommer des sources de glucose, l'insuline n'est presque pas sollicitée, le glycogène déjà en place sert à fournir l'énergie, mais il s'épuise parce qu'il n'y a pas de glucose pour en fabriquer d'autre. Rapidement, il n'y a plus de glycogène et le corps a besoin d'énergie. L'insuline qui n'est pas sollicitée ne peut pas alors jouer son rôle de garder les cellules adipeuses fermées et le gras est libéré. Il devient donc la source d'énergie sous forme de « corps cétoniques ».

Pour les diabétiques, cela arrive, évidemment, lorsqu'il y a grave carence en insuline et ce n'est que dans ce cas qu'il peut y avoir tellement de corps cétoniques dans le sang qu'il s'acidifie sans que l'homéostasie puisse réussir à équilibrer le pH,  et, c'est ce que l'on appelle « acidocétose », qui est souvent confondue avec la simple cétose qui est une simple fonction du corps qui maigrit.

La résistance et les plateaux

La plupart des gens qui ont déjà suivi des diètes amaigrissantes, et surtout ces diètes où l'on contrôle les portions et les calories sans distinction de ce que l'on s'envoie derrière la cravate, expérimenteront des plateaux de résistance à l'amaigrissement.

Dans ce contexte d'amaigrissement, un plateau est une phase ou le corps résiste et tient mordicus à garder son gras malgré tout ce que l'on peut faire. C'est toujours temporaire, mais il est pratiquement impossible à ce jour de savoir combien de temps cela durera. Il est cependant de mon opinion que moins l'on brusque le corps à maigrir par la privation et moins la perte de poids sera temporaire et plus elle sera durable ou permanente.

78

Les plateaux, c'est dommage, c'est vraiment ennuyeux et parfois choquant, mais c'est comme çà. La seule et unique chose intelligente à faire est de persévérer et de continuer à convaincre le corps qu'il n'a pas besoin de ce gras et qu'il n'en aura jamais besoin, par hypnose, par une alimentation abondante en nutrition, mais aussi par une plus grande dépense physique. Il finira par « comprendre » et décrocher surtout s'il n'a plus de ces pics insuliniques provoqués par de mauvais glucides ou d'autres substances qui provoquent des pics insuliniques comme le lactosérum. Nous reviendrons plus loin sur le sujet du lactosérum

La dépense physique, telle que l'exercice vigoureux, donne le message au corps qu'il a besoin d'énergie et que ce n'est pas le temps de l'économiser en conservant le gras. Comme solution de décrochage de plateau, c'est le contraire d'une privation d'aliments et le message au corps est excellent. En quelque sorte, le fait de faire de l'exercice de façon vigoureuse donne le message au corps qu'il doit utiliser le plus de glucose possible pour faire du glycogène plutôt que de stocker en gras. Je parle de l'exercice, en général, plus loin dans cet ouvrage, au chapitre XII.

NB : (naturellement, je suis forcé ici de dire que le lecteur doit toujours vérifier avec son médecin avant d'entreprendre un programme d'exercice vigoureux.)

De plus, il y aura souvent plus d'un plateau. Plus il y a eu de « yoyos » en perte et en regain de poids et plus il pourra y avoir de plateaux. C'est-à-dire que même avec le programme Permamince®, qui se veut définitif et complet, il peut se produire que les dernières accumulations de gras, si elles sont récentes, partiront avec une relative facilité. Ensuite viendront peut-être des plateaux, et leurs fréquences et durées dépendent d'un nombre de facteurs. Il faut se rappeler que le corps qui a subi des diètes amaigrissantes traumatisantes réagit comme un conjoint trompé. Il est sur ses gardes et ne lâchera pas prise sur sa vigilance facilement. Nous avons à faire à un mécanisme de survie ici et, dans ce cas, cette accumulation de gras représente la survie pour le corps.

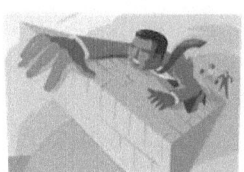

Pour le corps, c'est un peu comme s'il se croyait suspendu dans le vide, se tenant par les mains sur le bord d'un édifice de 20 étages… Il se trompe et le sol n'est qu'à quelques centimètres, mais il ne le sait pas et il ne lâchera pas facilement. C'est une des raisons de la grande utilité de l'hypnose qui sera la façon la plus efficace, après une alimentation saine et abondante, et aussi avec une demande d'énergie en exercice ou activité physique, de convaincre ce corps qu'il ne risque rien du tout à se débarrasser de ce gras superflu et nuisible, sauf une bien meilleure qualité de vie. Comment le corps réussit-il à ne pas libérer le gras sous forme d'énergie alors que l'insuline ne garde plus les cellules adipeuses verrouillées? Tout d'abord en ralentissant le métabolisme de façon à économiser le maximum d'énergie. Voilà une autre façon, avec le stockage de gras, que le corps est en mesure de faire face aux famines.

C'est à ce moment qu'il faut résister à la tentation de confirmer cet état de famine, justement en mangeant encore moins pour qu'il décroche… Il est certain, évidemment, que si vous arrêtez complètement de manger, vous maigrirez, mais vous en payerez le prix plus tard par un engraissement encore plus sérieux et plus tenace. Bref, pour décrocher de ces plateaux affligeants, il faut toujours convaincre le corps qu'il peut maigrir comme on l'a convaincu, sans le vouloir consciemment, qu'il devait engraisser. On le fait avec l'hypnose, avec une alimentation abondante et nutritive, et avec l'exercice. Le tout dans la persévérance que permet le programme Permamince® par sa facilité et son caractère de nutrition permanente.

# CHAPITRE VIII

## L'index glycémique et la charge glycémique

À première vue, ces concepts d'index glycémique et de charge glycémique peuvent sembler compliqués, mais, en gros, cela se résume à une simple question de bon sens; un calcul simple en fait.

D'abord, pour ce qui est du contrôle du poids en masse graisseuse, les deux sont à considérer. L'index glycémique, tout seul, est une donnée incomplète et les gens qui ne se servent que de cette donnée, sans le savoir, incluent déjà nécessairement ce que l'on appelle la charge glycémique.

Les diabétiques, parmi ceux qui sont intéressés à ne pas se fier qu'à la médecine et au médecin, mais aussi à leur jugement et à leur compréhension des choses pour contrôler, en autant que faire se peut, cette maladie, se servent de l'index glycémique depuis un certain temps déjà. Mais trêve de préambule, je vous explique ce que c'est ici.

L'index glycémique est l'information qui nous dit, en fait, en quelles proportions l'aliment ou la chose que nous ingérons, sera transformé en sucre sanguin. C'est-à-dire que pour une quantité de glucides présente dans l'aliment ou le pseudo aliment, il y aura une proportion qui se retrouvera en glucose dans le sang et l'index glycémique nous indique cette proportion de façon approximative et standardisée.

Certains vous parleront de rapidité, mais cela est inexact. En fait, la rapidité de la digestion joue un rôle important dans le processus et il s'agit encore ici de généralisations; des généralisations bien plus intéressantes que celles des calories, mais tout de même; nous n'avons pas tous la même rapidité ou qualité de digestion et cela joue un rôle dans la proportion d'un aliment qui se transformera en sucre sanguin. Disons que bien des tests ont été effectués à ce sujet, surtout dans les recherches pour le traitement du diabète, et que des moyennes intéressantes ont été établies.

Avant de continuer, je vous donne ici un exemple et ce sera encore celui de la pomme de terre. Si l'index glycémique d'un sucre le plus haut sur l'index, comme, disons, le sirop de maïs est de 110 , et que ce chiffre représente un sommet, sinon « le » sommet de cet index, il faut savoir que la pomme de terre « bien » cuite, et surtout au four, s'en approche. Les tables des index glycémiques varient d'une étude à l'autre, mais elles démontrent toutes, par exemple, qu'une pomme de terre **crue** est un excellent aliment à ce point de vue et à bien d'autres points de vue nutritionnels alors qu'une pomme de terre **cuite,** surtout en purée, devient presque aussi dommageable que du glucose pur. Et l'on a pas, je l'espère, besoin à ce point-ci de prouver encore que le glucose pur est une cochonnerie qui se rapproche d'un poison bien plus que d'un produit alimentaire. Comme le dit le Dr Willett[10]:

*« En réalité, des études très prudentes ont démontré que l'on obtient une augmentation du taux de sucre sanguin plus grand après avoir mangé des pommes de terres, disons, une pomme de terre au four, qu'après avoir mangé du sucre de table pur. »*

Il n'est plus, non plus, à prouver que le glucose pur se retrouve, dans la très grande majorité des cas, presque totalement absorbé, par le processus de digestion, au niveau sanguin.

---

[10] Walter Willett M.d. est professeur d'épidémiologie et nutrition à la Harvard School of Public Health et un professeur en médecine à Harvard Medical School

Presqu'à l'opposé, si l'on prend un aliment qui est un des plus sains que l'on puisse consommer, et je parle ici de la noix (les noix en général), son index glycémique se situe autour de 10.

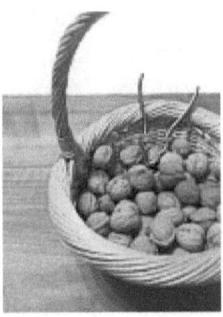

Mais même les choses naturellement sucrées, comme la plupart des fruits entiers et crus, se retrouvent dans un index glycémique de bas à moyen. Soyons clairs encore ici sur deux points. D'abord, tout nous tend à penser que l'humain est, avant tout, un frugivore qui est aussi carnivore et l'humain a besoin de glucose sur une base normale et stable pour bien vivre en santé et aussi mince qu'il est supposé être.

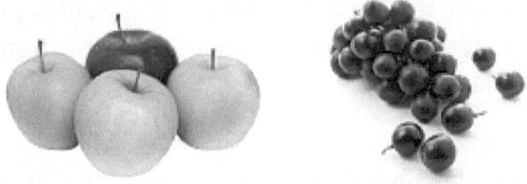

Donc, dans une alimentation saine, disons, de maintiens de poids santé, il ne s'agit pas d'éliminer tout ce qui a la moindre incidence sur la glycémie, mais d'éliminer ce qui a une incidence assez importante pour causer des problèmes d'obésité, de troubles vasculaires, d'énergie, d'humeur et j'en passe.

Les études les plus sérieuses qui ont été faites sur l'index glycémique ont été effectuées sensiblement de la même façon sur un nombre significatif et représentatif d'individus. Il s'agit de donner à ingérer certains aliments ou produits qui s'en réclament, de façon isolée et sans combiner ces aliments et d'ensuite procéder aux analyses sanguines sur tout le temps de l'ingestion, la digestion et l'élimination.

Ce que l'on appelle la « charge glycémique » est simplement une question de quantité consommée de la chose qui a un index glycémique donné. Par exemple, nous savons tous que le sucre pur a un index glycémique catastrophiquement élevé, mais il faut aussi considérer la quantité consommée. Si j'ingère seulement quelques granules de sucre par jour, cela ne fera pas monter la glycémie de façon significative. Par contre, si j'en mets quelques cuillerées dans mon café ou que je noie mon pain doré dans le sirop, alors là il y aura une charge glycémique qui aura un impact significatif sur la glycémie (sucre dans le sang). Dans les tests sanguins qui ont été faits pour établir des tableaux d'index glycémique, il n'était pas question de taux de sucre sanguin sur la consommation d'une « portion » dite normale, d'un aliment ou pseudo aliment, il était question de glucides présents dans l'aliment ingéré versus la présence, en proportion, de glucose dans le sang.

Il y a des tables de calculs et des façons de calculer et de mettre un numéro sur les charges glycémiques, mais je les trouve superflues. Le simple bon sens me semble suffisant. Par exemple, le melon d'eau ou la pastèque est un fruit à haut index glycémique, cependant si l'on en mange des quantités raisonnables il n'y a pas de problème. Si, par exemple, il se trouve très peu de glucides dans une portion « normale » d'un aliment, mais que tous ces glucides là se retrouvent dans le sang sous forme de glucose alors l'aliment a un index glycémique très élevé tout en ayant une charge glycémique très peu élevée à cause de la petite quantité de glucides, comme, justement, c'est le cas pour la pastèque.

De plus, comme je l'ai mentionné déjà, il y a plusieurs tableaux d'index glycémiques et il y a parfois quelques différences entre l'un et l'autre et probablement aussi entre une méthodologie et l'autre pour produire un tel tableau.

Je vous insère ici, des extraits d'un article d'un site de musculation « http://natural-buddy.com ». Cet article est lui-même un amalgame de différents articles sur des sites de nutrition très sérieux que tous peuvent consulter sur le web, bien sûr, tels que Nutranews.org et Lanutrition.fr

### « *Index glycémique*

*Lorsque l'on consomme un glucide, il se transforme en glucose au cours de la digestion et provoque une montée de la glycémie jusqu'à un pic. Lorsque ce pic est atteint, il se produit une sécrétion d'insuline. Ensuite, la courbe de glycémie redescend parce que l'insuline délocalise le glucose et le stocke dans les tissus musculaires et, notamment, dans le foie, sous forme de glycogène. »*

Mais voilà qu'il ne s'agit pas de considérer toutes les sources de glucides ou d'hydrates de carbone de la même façon justement. Par exemple si je parle des féculents ou plus exactement des amidons, je dirai que la légumineuse est une source importante d'amidon et la pomme de terre cuite aussi. Pourtant, la légumineuse est un aliment hautement recommandable au point de vue glycémique et à bien d'autres points de vue. Les légumineuses sont une excellente source, quelles soient crues ou cuites, de fibres et de protéines. Il y a donc une différence dans la qualité des amidons.

« *Comparons par exemple deux aliments qu'un nutritionniste classique considérerait probablement comme identiques, alors qu'ils se comportent de façon complètement différente sur le plan métabolique. Mettons dans deux assiettes différentes, d'un côté des pommes de terre et de l'autre une portion calorique identique de lentilles. Ce sont là deux glucides, deux amidons complexes, donc apparemment, deux aliments interchangeables. En fait, c'est le jour et la nuit, car c'est la nature de l'amidon qui importe. Celui de la pomme de terre est totalement différent de celui des lentilles.*

*Les amidons sont constitués de deux isomères, l'amylose et l'amylopectine. Ce dernier est très tendre, facilement hydrolysable et dégradable par les enzymes digestives. Quand il arrive dans l'intestin, il est transformé, automatiquement et presque totalement, en glucose. Contrairement à ce que l'on croit, l'absorption intestinale des glucides, lipides et protéines ne se fait pas sur la totalité de l'intestin grêle. Il se fait pour l'essentiel sur ses premiers 70 cm. Si la dégradation des amidons prend trop de temps, ils vont donc les dépasser et ce sera trop tard. Une partie des amidons résistants (amylose) se retrouvera donc dans le gros intestin où ils seront dégradés. Dans la pomme de terre, l'essentiel de l'amidon sera dégradé, car il est constitué à 80 % d'amylopectine. Il va donc générer une quantité importante de glucose qui se traduira par une forte élévation de la glycémie, laquelle va entraîner une sécrétion importante d'insuline. Dans les lentilles, au contraire, l'amidon est composé surtout d'amylose. Comme il est résistant, seulement 20 % environ seront dégradés. Nous constatons donc que l'absorption intestinale des glucides n'est pas du tout la même d'un glucide à l'autre. Pourtant, on nous a toujours laissé entendre que toutes les calories que l'on consommait étaient totalement absorbées. On voit bien maintenant que c'est faux.*

*Quand nous mangeons des lentilles, nous absorbons, à calories égales, quatre fois moins de glucose (donc de calories) qu'avec des pommes de terre. Puisque peu de glucose traverse la barrière intestinale, l'élévation de la glycémie n'est que très légère et la réponse insulinique est faible. Avec les pommes de terre, au contraire, du fait de l'hyperglycémie qu'elles entraînent, la sécrétion d'insuline est forte, ce qui, outre la prise de poids, entraîne aussi un risque important d'hypoglycémie réactionnelle. Car plus la glycémie s'élève, plus elle va ensuite redescendre au-dessous du seuil minimum. Or une hypoglycémie réactionnelle se traduit toujours par des symptômes de fatigue, de mauvaise humeur, et surtout par une forte sensation de faim. »*

Naturellement, ce sera une fausse faim; ce sera surtout une sensation de manque de glucose et ce que l'on appelle les « rages de sucres » ou les « rages de pain » ou « rages de pâtes » ou de tout ce que vous pouvez imaginer de sources de glucides de mauvaise qualité.

C'est pourquoi, comme le dit la suite de cet article, on a classé les sources d'hydrate de carbone de façon à tenir compte de leurs effets sur la glycémie qui est le taux de sucre sanguin.

*« Afin de prendre en compte cette différenciation, les glucides ont été classés en fonction de leur propension à élever la glycémie. En partant du glucose pur auquel on a donné l'index 100, les glucides ont été étalonnés et l'on a créé le tableau des index glycémiques (IG). L'index glycémique (IG) indique donc la capacité d'un glucide à élever la glycémie du sang. Il mesure, en fait, le taux d'absorption du glucose d'un glucide après sa digestion. Plus l'IG du glucide consommé est élevé, plus la glycémie*

*sera importante, plus la réponse insulinique sera forte et plus le risque de stockage de l'énergie du repas sera élevé. »*

Le graphique qui suit indique sensiblement ce que signifie la montée de la glycémie d'un aliment à faible index glycémique comparé à un aliment ou un pseudo aliment à index glycémique élevé.

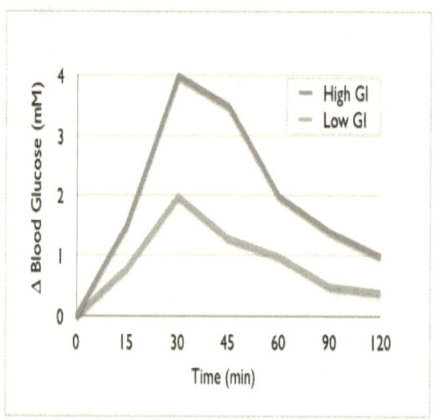

Naturellement, pour mesurer cet index glycémique il faut tester la glycémie chez des sujets à qui l'on demande de consommer certains aliments. La glycémie est alors mesurée pendant quelques heures. Il y a toujours comparaison avec les résultats de l'ingestion de glucose pur. Mais, comme je l'ai mentionné plus tôt, il y a beaucoup de tables d'index glycémiques et il y a des variantes. Si vous consultez celle qui correspond à cet article, elle ne sera pas la même exactement que celle publiée par Montignac ou tant d'autres. Il faut surtout retenir les similitudes et les tendances tout en se servant du concept de l'alimentation naturelle de l'humain, comme nous l'avons vu déjà. Si vous consultez quelques-uns des tableaux d'index glycémique qui sont sur le web, vous serez à même de vous faire une opinion. Sinon, voici un résumé qui, je l'espère, sera utile au lecteur. Il est inspiré des tableaux que j'ai consultés moi-même.

<u>Très haut index glycémique (environ de 80 à 115)</u>

**Sucre pur, sirop de, mais, sirop de glucose, glucose, fructose (Nord américain) dextrose, maltose, saccharose, bière.**

<u>Haut index glycémique : (environ de 55 à 100)</u>

**Pain blanc, farine blanche, fécule de maïs ou de pomme de terre, pommes de terre cuites (frites ou au four), riz blanc non étuvé, galettes de riz, flocons de maïs (corn flakes), mais sucré, farine de toutes céréales sans le son, \*carottes cuites, \*navet cuit, \*panais cuits, tapioca, friandises chocolatées, \*bananes plantains cuites, biscuits, biscottes et autres pâtisseries, chips, \*courges cuites, \*citrouille cuite, pâtes alimentaires non faites de semoule de blé dur, boissons gazeuses, céréales à déjeuner en général et non faite entièrement de céréales entières à 100 % ou trop cuites (gruau trop cuit), \* betteraves cuites, confiture, dattes, raisins secs, \*\*bananes mûres, orge perlé (ne pas confondre avec orge mondé), sirop d'érable, miel, mélasse, crème glacée, \*\*melon, \*\*pastèque, \*\*\*jus de fruits non sucrés, pâtes de semoule de blé dur, mais trop cuites.**

\* considérer la quantité (charge glycémique) et le niveau de cuisson.

\*\* considérer la quantité (charge glycémique).

\*\*\* considérer la quantité et la vitesse de consommation.

Index glycémique moyen (environ de 40 à 50)

**Céréales préparées de son de blé, biscuits de céréales entières sans sucre, \*\*\*jus de fruits sans sucre, kiwis, mangues, \*ananas, \*litchis, canneberges, pâtes de blé entier incluant le couscous, pâtes de semoule de blé dur encore ferme à la cuisson incluant le couscous, céréales à déjeuner à grains entiers et /ou bruts, bananes vertes, farines entières de céréales, noix de coco, petits pois en conserve, raisins, avoine, sauce tomate avec sucre sans amidon ou fécule, cidre brut, fèves crues, lactose, pruneaux, \*\*patates douces, beurre d'arachide sans sucre**

\* considérer la quantité (charge glycémique) et le niveau de cuisson.

\*\* considérer la quantité (charge glycémique).

\*\*\* considérer la quantité et la vitesse de consommation.

Index glycémique bas (environ de 5 à 35)

**Abricots secs, nectarines, céleri rave cru, soupe aux pois, fèves au lard sans ou avec peu de mélasse, farine de légumineuses, pomme grenade, figues, légumineuses, jus de tomate, levure de bière, lin, sésame, maïs indien, moutarde, oranges, pêches, petits pois frais, pommes séchées, pommes fraîches, prunes, quinoa, riz sauvage, pommes en compote sans sucre, graines de tournesol, yogourt de soya, yogourt nature, fromages, betteraves crues, ail, carottes crues, fruits de la passion, haricots verts, lait de soya, lait d'amande, lait frais ou en poudre, mandarines, navet cru, pamplemousses, poires, tomates, cerises, chocolat noir à 70 % cacao et +, fraises, framboises, groseilles, bleuets, fèves de soya, tofu, artichaut, purée d'amande sans sucre, aubergines, cacao**

en poudre, mûres, citrons, cœurs de palmier, pousses de bambou, jus de citron sans sucre, amandes, asperges, brocolis, arachides, céleri, fèves de soya germées, chou-fleur, champignons, choux, choux de Bruxelles, concombres, courgettes, échalotes, épinards, fenouil, endives, chicorée, germe de blé, gingembre, groseilles, cassis, petits pois mange-tout, noix en général, oignons, olives, pesto, piments, poivrons, poireaux, pistaches, radis, rhubarbe, salades et laitues, son de céréale en général, avocat, crustacés, épices et herbes, vinaigre.

Index glycémique pratiquement nul

**Toutes les viandes blanches ou rouges, tous les poissons et fruits de mer et les œufs.**

Ce même article nous fait aussi noter que même si le corps peut s'en sortir assez bien en apparence à manger des pseudo aliments qui s'amusent avec notre glycémie et notre pancréas, au fil du temps, chez plusieurs personnes, il y aura une fatigue des cellules et peut-être aussi une fatigue du pancréas. C'est-à-dire qu'à force de sécréter trop d'insuline, certaines cellules qui captent et utilisent le glucose pourront devenir de plus en plus résistante. Le corps, qui recherche une certaine homéostasie, fera en sorte que le pancréas voudra compenser en sécrétant encore plus d'insuline.

« Les résultats sont comparés à ceux obtenus lors de l'absorption de glucose pur. Plus l'indice glycémique est bas, plus la vitesse de diffusion du glucose dans l'organisme est progressive. Plus ce chiffre est élevé, plus la glycémie augmentera rapidement. La consommation d'aliments qui ont un indice glycémique élevé peut conduire à une perte de sensibilité de l'insuline des cellules de l'organisme. Ces

*cellules sont chargées de capter et d'utiliser le glucose.*
*Cette « résistance » à l'insuline se traduit par une*
*augmentation de la glycémie et peut provoquer l'obésité,*
*l'hypertension et le diabète de type 2 ».*

Normalement, en consommant des aliments sains au point
de vue glycémique, l'insuline secrétée sera sainement
correspondante à la glycémie. C'est-à-dire que si l'on
consomme une pomme entière ou une carotte crue, ou des
légumineuses par exemple, il y aura un taux de sucre
sanguin plus élevé, mais normalement, pour un moment, ce
taux de sucre sera détecté et le pancréas réagira à ce stimulus
en proportion. Et alors que l'insuline fera son travail de
subvenir aux besoins en énergie du corps en entreposant du
glycogène, étant donné que la quantité de glucose sanguin
fut raisonnable, il n'y a pas alors de surplus.

*« Pendant des années, on a distingué les glucides d'après*
*leur seule structure chimique. On opposait ainsi les sucres*
*simples (glucose, saccharose, fructose, etc.) qui étaient aussi*
*qualifiés de sucres rapides, aux sucres complexes (aliments*
*riches en amidon) que l'on appelait sucres lents. On pensait*
*logiquement que les sucres simples (petites molécules)*
*étaient rapidement absorbés et qu'à l'inverse les glucides*
*complexes, eux, étaient digérés lentement et libéraient*
*progressivement leur glucose dans le sang. Grâce à l'index*
*glycémique, on a découvert qu'il n'en était rien. Désormais,*
*les termes de sucres simples et sucres complexes ne*
*devraient plus être employés, car ils ne correspondent à*
*aucune réalité physiologique. Tous les glucides qu'ils soient*
*simples ou complexes provoquent un pic de la glycémie 30*
*minutes après leur ingestion. Seulement l'amplitude de ce*
*pic est plus ou moins grande. Cette amplitude ne dépend*
*absolument pas de la structure simple ou complexe des*
*glucides, elle dépend d'autres facteurs. L'index glycémique*
*reflète cette amplitude. »*

Il ne faut pas s'en tenir qu'à des index ou charges glycémiques, mais les utiliser comme guide partiel. Personnellement, si je vois un grand singe consommer un fruit dans son habitat naturel et que ce fruit s'avère être à haut index glycémique, cela ne m'empêchera pas de manger ce fruit avec confiance.

Le très réputé, mais très mal compris, Montignac fut l'un des pionniers dans l'utilisation de l'index glycémique pour le contrôle du poids chez les personnes non diabétiques. Ici, au Québec, il fut associé bien plus à ce que l'on appelle « les combinaisons alimentaires » qui sont, à mon avis, trop compliquées à suivre pour la moyenne des gens, alors que son concept de contrôle du poids en était un surtout du lien à faire entre la prise de poids en graisse et l'index glycémique. De plus, ici au Québec, nous sommes en Amérique du Nord, nous avons des produits nord-américains sur nos tablettes et dans nos frigos et nous cuisinons, en bonne partie, en Nord américains. Bref, certains maintenant le considèrent comme dépassé, mais sans jamais avoir vraiment compris son propos. Et comme ses propos attaquaient ce qui était déjà convenu et cristallisé en nutrition et chez les nutritionnistes en occident, on a attaqué sa crédibilité à la moindre petite possibilité d'erreur dans ses concepts. Comme si les diététistes et nutritionnistes, médecins, et j'en passe, n'avaient jamais fait d'erreurs grossières, voire catastrophiques, au sujet de la nutrition. Je suis resté sur l'impression que l'on cherchait à tuer le messager plutôt que d'évoluer avec l'aide du message.

Il faut faire bien attention, justement, quand l'on se sert de données qui proviennent d'un autre milieu culturel. Par exemple, ce que l'on appelle ici le « fructose » n'est pas le même que celui dont parle Montignac. Ici, le fructose n'est pas loin du glucose en ce qui a trait à la glycémie alors que le fructose dont parle Montignac semble plus acceptable comme édulcorant (produit sucrant). Cependant, je me méfierai toujours de tous les édulcorants et tous les produits au pouvoir sucrant. Dans cette catégorie, pour le moment, je privilégie le stévia mais en petites quantités, par prudence. Les sucres sont destinés par la nature à être consommés dans un contexte. Ce contexte est surtout le fruit frais et entier. Aussi, si le lecteur fait ou a déjà fait des recherches par lui (elle) même, il verra que, pour certaines « autorités » en matière de nutrition, un index glycémique est dans la catégorie « moyen » jusqu'à 70 alors que pour Montignac, il commence à 50.

Encore ici, ce même lecteur, devant autant d'informations qui diffèrent, quand elles ne sont pas contradictoires, comprendra encore davantage ce besoin de démêler tout ça, qui m'a inspiré, en quelque sorte, à « consulter des singes ».

Aussi, quand l'on parle de pâtes alimentaires (blé tendre) il faut savoir qu'au Québec, nous avons sur nos tablettes surtout des pâtes faites de semoule de blé dur. Nos pâtes, même blanches, en général, sont d'excellente qualité. Des pâtes, de semoule de blé dur, encore ferme sous la dent, ont un index glycémique raisonnable. Vous remarquerez aussi que la pomme de terre frite est sur le même niveau que la pomme de terre au four. Ce n'est pas la petite couche d'huile sur la frite qui vous fera engraisser, mais bien que c'est là une pomme de terre qui est cuite, et peu importe comment, elle est cuite. Et si elle est en purée, c'est pire. Mais, somme toute, je le répète, il faut se servir de ces tables que comme des tables de données partielles et imparfaites. Il faut aussi en consulter plusieurs et il y en a, disponibles sur Internet, qui sont un peu différentes, bien que l'on retrouve pas mal toujours les mêmes coupables que j'appelle des faux aliments.

# CHAPITRE IX

**L'index insulinique, les produits laitiers et le lactosérum.**

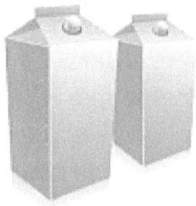

Le même article nous parle de l'index insulinique qui ne tient pas compte de la glycémie, mais seulement de l'effet d'aliments ou de pseudo aliments directement sur la sécrétion d'insuline. Nous avons vu déjà qu'un des rôles de cette hormone pancréatique qu'est l'insuline est de transformer le sucre sanguin en énergie ponctuelle alors que le surplus est stocké en graisse corporelle. Et peu importe la quantité de sucre dans le sang, l'insuline ira chercher le glucose ou il se trouve et fera son travail.

Nous avons vu qu'un trop grand ratio de glucose dans le sang causera un pic d'insuline exagéré qui causera par la suite une raréfaction du glucose sanguin que l'on appelle l'hypoglycémie. Maintenant, imaginez que vous vous injectiez de l'insuline (en présumant que vous n'êtes pas diabétique de type 1). Non seulement vous allez stocker du gras, mais vous le ferez à partir d'un taux de sucre normal, ce qui vous placera en hypoglycémie encore plus gravement que si l'insuline avait été justifiée par un taux de sucre sanguin élevé. C'est le problème du lactosérum. Un autre extrait de ce même article en parle clairement.

*« En 1997, Suzan Holt et Jenny Brand-Miller de l'université de Sydney (Australie) se sont intéressées à la sécrétion d'insuline provoquée par différents aliments et ont proposé pour cela un autre index : l'index insulinémique. Comme pour l'IG, l'index insulinémique compare l'élévation du taux d'insuline dans le sang après l'ingestion d'un aliment, à celle provoquée par le pain blanc, pour une quantité de calories identique. Logiquement, index glycémique et index insulinémique doivent se recouper. Toutefois, il y a quelques exceptions; en particulier les produits laitiers. Le yaourt, dont l'IG est de 62 (IG modéré), entraîne une réponse du pancréas quasiment aussi forte que celle obtenue avec la barre chocolatée (II 115). On ne sait pas expliquer pour l'instant cet effet marqué des produits laitiers sur la sécrétion d'insuline. »*

### Le petit lait

Pour le moment, la réponse est dans ce que l'on appelle le « petit-lait » qui se trouve dans tous les produits laitiers frais, dans les yogourts et dans les fromages non pressés. Lors de la fabrication du beurre, il y a une séparation qui fait que d'un côté l'on a le beurre et de l'autre côté on a le petit lait.

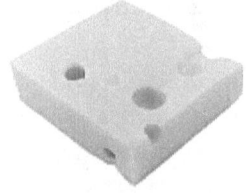

De même, lorsque l'on fabrique le fromage, on presse le lait caillé et c'est ce même petit lait qui en est extrait. Dans les produits laitiers, il y a deux sources de protéines complètes.

Il s'agit de la caséine et du lactosérum. Le lactosérum est le petit lait et il est hautement protéiné. On en fait des poudres de protéines qui furent très prisées par les culturistes. Mais qu'il soit extrait du lait frais ou du yogourt ou qu'il soit dans le lait frais et le yogourt, le lactosérum se révèle être assez problématique. C'est qu'à lui seul, il stimule une importante sécrétion d'insuline, et ce, sans un apport glycémique correspondant. Même le lactose, qui est le sucre du lait, ne justifie aucunement une si importante montée insulinique.

Nous savons déjà que ce qui met un métabolisme d'une relative bonne santé en état d'hypoglycémie est une sécrétion d'insuline qui est démesurée par rapport à l'apport en glucose. Nous avons vu déjà qu'il y a des chances qu'une « bonne » portion de pommes de terre bien cuites et en purée soit en mesure de créer ce phénomène néfaste juste parce que l'insuline qui est trop sollicitée semble « partir » sur un élan de sécrétion qui dépasse la proportion de glucose. Mais quand nous nous retrouvons devant un produit qui, une fois ingéré, stimule la sécrétion d'insuline comme un morceau de tarte au sucre alors que la glycémie est semblable à celle que l'on aurait obtenue juste à la consommation d'un fruit frais alors il y a problème. Le lactosérum du lait fait cela.

Plusieurs articles du American Journal of Clinical Nutrition en parlent. Le phénomène n'est plus à débattre en soi. Des tests ont même été faits pour savoir s'il était possible de stimuler assez cette sécrétion avec le lactosérum pour régulariser le glucose sanguin des gens qui souffrent de diabète de type 2. Voici un extrait de cet article http://www.ajcn.org/content/82/1/69.full?sid=3ee8e2a0-240d-4fec-9705-af02a151fc82

que je vous traduis en français ici :

*« Contexte : Les protéines de lactosérum ont un effet insulinotrope et réduisent la glycémie postprandiale chez les*

*sujets sains. Les mécanismes de cet effet ne sont pas connus, mais les acides aminés insulinogéniques et les hormones incrétines semblent être impliqués.*

*Ojectif : L'objectif était d'évaluer si la supplémentation des repas à haut indice glycémique (IG) avec des protéines de lactosérum pouvait augmenter la sécrétion d'insuline et améliorer le contrôle de la glycémie chez les diabétiques de type 2 ».*

Sachant clairement que le lactosérum stimule la sécrétion d'insuline de façon vraiment significative sans stimuli glycémique, l'on a voulu savoir si l'on pouvait, dans certains cas, remplacer les médications utilisées pour régulariser la glycémie, chez les diabétiques de type 2, par des protéines de lactosérum. Évidemment, dans les cas de diabète, la question qui prime est de régulariser la glycémie bien avant le contrôle du poids étant donné que les effets d'une intoxication glycémique sont vraiment dévastateurs, surtout au niveau vasculaire. Donc, il n'était pas question dans cette étude de se soucier de l'éventualité que les sujets engraissent. La toute première phrase du contexte dit tout au sujet du lactosérum. En effet, si « *Les protéines de lactosérum ont un effet insulinotrope et réduisent la glycémie postprandiale chez les sujets sains* » cela cause nécessairement deux phénomènes. Le probable stockage en graisse et très certainement une hypoglycémie de façon simultanée.

Une chose semble claire maintenant et voici un autre extrait issu du même American Journal of Clinical Nutrition pour le démontrer : *"Milk products deviate from other carbohydrate-containing foods in that they produce high insulin responses, despite their low glycemic index (GI)," write Mikael Nilsson, MD, from Lund University in Sweden, and colleagues.* Si l'on traduit, cela donne sensiblement ceci : « *Les produits laitiers diffèrent des autres aliments sources d'hydrate de carbone dans le fait qu'ils induisent*

*une importante réaction de l'insuline malgré leur index
glycémique bas (IG), écrit Mikael Nilsson MD de Lund
University en Suède ainsi que ses collègues. »*

Naturellement, les choses sont un peu différentes pour les
gens qui font de la musculation intensive et qui n'hésiteront
pas à manger n'importe quoi en plus des protéines pour
sortir ou ne pas entrer dans cet état d'hypoglycémie sans
trop en subir les conséquences à cause de leur utilisation
énorme du glycogène. C'est-à-dire que quand les efforts
consomment tout le glycogène, il n'y aura pas de stockage
de graisse avant que le corps soit fourni encore en
glycogène. Là est toute la différence chez les gens qui font
de la musculation. Ils peuvent consommer plus de glucose
parce que leurs efforts intensifs et soutenus consomment tout
le glycogène. Le stockage en glycogène passe avant le
stockage en gras.

Beaucoup vont encore vous chanter que les protéines de
lactosérum sont un gage de succès pour ceux qui veulent
perdre quelques kilos de gras. L'on vous dira que les
protéines ont un effet important sur la satiété et, bien sûr,
cela est vrai. Cependant, pour ce qui est des protéines du
lactosérum, je ne peux que conclure qu'elles contribuent au
stockage en graisse étant donné qu'elles stimulent l'insuline
à ce point.

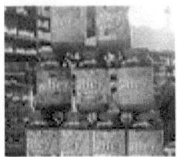

Ceux qui vantent les protéines de lactosérum vous diront
même que c'est formidable de peut-être pouvoir contrôler le
glucose sanguin avec ce produit. Je suis toujours étonné de
voir à quel point l'on oublie si facilement que dès que l'on

tente de diminuer le glucose sanguin avec de l'insuline, <u>cette même insuline en fait forcément quelque chose</u>. L'insuline n'a pas le rôle de faire sortir le glucose du sang pour le faire disparaître dans le néant ou même dans les urines. L'insuline a pour rôle d'utiliser le glucose dans le sang, en faire du glycogène et permettre le stockage du moindre surplus sous forme de tissus graisseux. Naturellement, pour le diabétique de type 1 comme de type 2, il est plus sain de faire un peu d'embonpoint que de faire de l'hyperglycémie. Mais là n'est pas le seul choix que nous avons. Le choix que nous avons avant de souffrir de diabète de type 2, de surcharge pondérale et d'obésité, c'est de cesser de considérer certains produits comme des aliments valables alors qu'ils n'en sont pas. De se trouver le moins souvent possible en état d'hyperinsulinisme, peu importe si la raison en est une stimulation par la présence d'une forte glycémie ou les protéines de lactosérum.

Il faut se souvenir qu'à chaque fois, en plus de courir le risque de stocker du gras, nous courons le risque de nous trouver en hypoglycémie et, de ce fait même, avoir cette pulsion démente de trouver et consommer des sources ou d'autres sources de glucose sanguin. Cela nous replacera souvent dans la même situation de dents de scie hypoglycémie/ hyperglycémie, c'est-à-dire en situation de stockage du gras tout en se sentant faible. C'est ce paradoxe inouï qui attend beaucoup d'entre nous. Le corps devient comme un Séraphin Poudrier qui engrange et engrange tout en vivant dans la pauvreté. De plus, l'hyperinsulinisme nous met en danger d'une éventuelle insulinorésistance, le corps répondant comme il le peut à cette agression. Et l'insulinorésistance est, nous le savons, est la porte d'entrée au diabète de type 2, ce qui fera de nous des diabétiques obèses.

# CHAPITRE X

## Et le gras ?

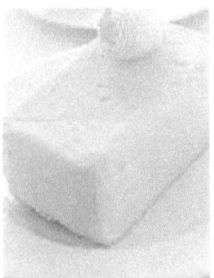

Ce que je pense de l'apport du gras alimentaire dans le surpoids en gras, je vous le donne ici tout de suite : il est très secondaire à mon avis. Je ne peux faire abstraction de la diète Atkins qui permet la consommation assez débridée de gras alimentaire et qui, pourtant, est éminemment efficace dans l'amaigrissement. Je ne peux, non plus, faire abstraction du « fait diabétique » qui démontre l'action apparemment unilatérale de l'insuline sur l'accumulation de graisses ou la perte de graisse corporelle.

<u>Diabète de type 1</u>

Je sais depuis très longtemps pour avoir connu des gens atteints du diabète de type 1 que des variations de dosage de l'insuline injectée vont créer des variations de poids en graisse dans la même proportion. Mais voilà qu'en faisant des recherches je suis tombé sur un forum à cette adresse internet :

http://www.healthcentral.com/diabetes/c/23544/17426/com
ments

J'y ai vu une conversation intéressante et je vous en traduis
le début en français ici. Vous pourrez consulter le site et voir
le reste de la discussion. Vous en ferez les conclusions que
vous pourrez.

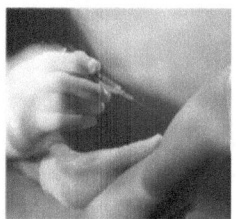

Ce type qui se dit diabétique de type 1 semble irrité par les
commentaires d'un autre qui se prétend médecin et qui dit
que l'insuline ne fait pas engraisser;  que ce n'est que de trop
manger qui fait engraisser.

*Obésité. Type1 offensé*
*Thursday, January 03, 2008 at 03:06 PM*

> *Je suis un diabétique du type 1. Pendant environ un
> mois, je ne sécrétais presque aucune insuline, et je
> n'en obtenais pas non plus de sources externes. Je
> suis passé de plus de 165 livres à 148 livres en un
> mois. J'ai même mangé de grandes quantités de
> nourriture devant des membres de ma famille pour
> leur prouver que je n'étais ni anorexique ni
> boulimique. Aucune quantité de nourriture ne
> pouvait rajouter ce poids perdu sur mon corps.
> J'étais trop faible et je ne pouvais pas faire tellement
> d'exercice non plus.*

*Quand ils m'ont traité avec de l'insuline à l'hôpital, je n'ai rien mangé pendant 24 heures. Je n'avais que l'intraveineuse d'eau sucrée et salée avec l'insuline comme seule source de nutrition.*

*En trois jours, j'ai repris environ 12 livres.*

*Je pèse maintenant environ 180 livres et mon poids correspond toujours à la quantité d'insuline que j'utilise. Je pourrais manger toute une boîte d'arachides (qui ne demande pas d'insuline) et ne pas reprendre une seule once de poids. Mais aussitôt que j'ai à faire à un bar à dessert et que je dois alors augmenter ma dose d'insuline, mon poids augmente automatiquement. Je peux prendre plusieurs livres juste en quelques jours. Une augmentation du sucre sanguin demande de l'insuline. L'insuline cause la prise de poids et la rétention de ce poids. L'insuline cause l'obésité. L'insuline cause l'obésité. La prochaine fois, faites quelques recherches avant de publier des choses et semer la confusion chez les gens à propos de ce qui est la cause de la prise de poids.*

Et l'on est encore dans la confusion et l'entêtement poussiéreux de certains représentants de la médecine allopathique.

On se réveille un peu

Mais il y a aussi des médecins qui essaient de faire bouger les choses en Amérique comme le docteur Walter Willett M.d. qui est professeur d'épidémiologie et nutrition à la Harvard School of Public Health, un professeur en médecine à Harvard Medical School et l'auteur de « *Eat, Drink, and Be Healthy: The Harvard Medical School Guide to Healthy*

*Eating* ». Il est aussi l'un des principaux enquêteurs de
« Nurses Health Study » qui est une des plus grandes études
à long terme en ce qui a trait aux effets des diètes sur la
santé. Ses recherches dans cette étude ont fait en sorte qu'il
devienne le plus grand critique du guide alimentaire ou de la
pyramide alimentaire américaine de la USDA. Il en dit ceci :
« *Le guide alimentaire pyramidal qui fut développé en 1991
est vraiment basé sur la prémisse que tous les gras sont
mauvais.* » Il dit encore : « *Cette pyramide n'est vraiment
pas compatible avec de vraies bonnes preuves
scientifiques* »

Je propose au lecteur ici de lire un article fort intéressant sur
le site :
http://www.pbs.org/wgbh/pages/frontline/shows/diet/intervie
ws/willett.html

où il explique les fondements de sa révision de cette
pyramide alimentaire pour y inclure l'exercice à la base et
afin de séparer les bons et les mauvais gras et les hydrates de
carbone. Il s'agit du script d'une interview de l'émission
Frontline. Cette interview fut menée le 9 janvier 2004.

Il est important de noter la date de cet interview et qu'il y a
eu bien d'autres développements sur la nutrition depuis ce
temps. Je ne connais pas la position de ce médecin
aujourd'hui, mais il y a des passages avec lesquels je ne suis
pas d'accord. C'est-à-dire qu'il a des réserves au sujet des
calories, mais pas autant que je peux en avoir. Aussi, il
semble ignorer totalement le rôle de l'insuline sur la prise de
poids en graisse. En effet, il déclare avec force que les
régimes qui contrôlent et réduisent les glucides sont
supérieurs à tous les points de vue aux régimes qui limitent
les gras, mais il semble confiner la supériorité des régimes
pauvres en glucides au seul fait de l'hypoglycémie qui suit
généralement l'ingestion de produits fortement glycémiants.
Selon son propos, il serait question que cette hypoglycémie,
qui se produit alors plusieurs fois par jour, soit la cause d'un

plus grand appétit; ce qui ferait en sorte que les gens mangent trop. Ce n'est pas faux, évidemment, mais je ne peux m'expliquer cette abstention sur le rôle évident de l'insuline. De plus, il explique aussi que la consommation d'aliments gras plutôt que de produits riches en glucides de mauvaise qualité permet une plus grande satiété, ce qui n'est pas faux non plus.

Je le répète, et le Dr Willett[11] le confirme, c'est une trop grande poussée de sécrétion d'insuline qui fait en sorte que le corps se trouve dans cet état hypoglycémique. Alors, il semble indéniable que cette poussée d'insuline ne peut faire autrement que de stocker des graisses sur le corps, puisqu'une fois le glycogène renfloué, il ne reste plus que ce travail là à faire avec le glucose sanguin. L'insuline fera ce qu'elle a à faire et, je le répète, elle ne sort pas le glucose sanguin pour nettoyer le sang, mais pour utiliser ce glucose; l'utiliser pour le glycogène d'abord et le stockage de graisses ensuite. De plus, non seulement elle ouvre la porte au stockage des graisses, mais elle bloque systématiquement l'utilisation des graisses déjà accumulées comme source d'énergie potentielle. Curieusement, il me semble avoir pu constater que la médecine officielle occidentale a cette tendance à considérer l'insuline comme un médicament pour contrôler la glycémie, le glucose sanguin. C'est une façon morcelée et compartimentée de voir les choses; une façon typiquement allopathique; c'est-à-dire une façon typique de la médecine officielle occidentale.

Il ne faut pas oublier que les médecins doivent allégeance à leur ordre et que de trop importantes dérogations à l'école de pensée en cours peut entraîner de graves conséquences professionnelles. Il se portait déjà en critique d'un certain establishment et ce fut courageux de sa part. Ce qui est le

---

11 Walter Willett M.d. est professeur d'épidémiologie et nutrition à la Harvard School of Public Health et un professeur en médecine à Harvard Medical School

plus intéressant dans cette interview est justement le fait de pouvoir constater à quel point l'on peut se faire dire n'importe quoi et son contraire, même en ce nouveau millénaire. Le lecteur constatera le changement qui réhabilite le gras dans l'alimentation et qui commence à tourner nos regards du côté des hydrates de carbone.

Souvenirs de jeunesse

Personnellement, je me souviens de courants populaires, en matière d'alimentation, au sujet de ce qui faisait engraisser ou non. Je me souviens d'un temps où l'on parlait des « p » ou de certains aliments qui commençaient par « p » comme les patates ou les pommes de terre, le pain, les pâtes et pâtisseries… Bref, le concept des glucides qui font engraisser n'est pas nouveau en soi. C'est d'ailleurs dans ce temps là que Atkins commençait sa diète singulière qui eut tant de succès.

Mais quelque chose s'est passé vers les années 80. Quelque chose qui a tout changé et, tout à coup, les gras sont devenus l'ennemi à abattre. Et il n'y avait pas tellement de distinction entre les gras sauf qu'il y avait les gras végétaux et les gras animaux. Ce fut les gras animaux qu'il fallait éradiquer de notre alimentation… Dès lors, c'était la guerre au beurre et au saindoux, la guerre au gras des produits laitiers, la guerre au lard et à tous les gras de viande, de volaille et de poissons.

Les nutritionnistes du temps s'égosillaient à nous dire de ne consommer que des gras végétaux… Bien sûr, certains prétendaient que « l'idéal » était de consommer vraiment le moins possible de toutes les formes de gras et huiles. Le Dr Willett[12] en parle ici dans cet interview[13] :

*« Dans les années 70 et le début des années 80, alors que les taux d'incidence de maladies cardiaques baissaient, nous ne parlions pas, alors, de régime faible en gras. Nous ne parlions que de remplacer des gras saturés avec des gras sains, des gras polyinsaturés. Mais, quelque part au milieu des années 80, nous avons perdu ce message. C'est peut-être en partie dû au fait que quelques nutritionnistes ont eu l'impression qu'il était trop compliqué de parler de différentes sortes de gras et ont développé ce concept que nous devrions seulement réduire tous les types de gras dans leur ensemble. C'est ce qui fut vraiment le début de cette croisade de faible en gras et haut en hydrates de carbone. »*

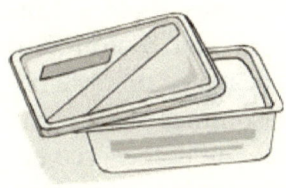

C'est alors que les industries se sont mises à fabriquer des margarines et des shortenings végétaux à partir des gras végétaux. Mais les gras végétaux sont presque tous sous forme d'huile bien liquide alors elles se sont ingéniés à trouver une façon de solidifier ces huiles. Ce fut les débuts des huiles hydrogénées et des gras trans; les pires formes de gras que l'on puisse ingérer.

[14] *« En quelque sorte, nous devons reconnaître que l'industrie alimentaire a répondu à ce que les nutritionnistes*

---

[12] Walter Willett M.d. est professeur d'épidémiologie et nutrition à la Harvard School of Public Health et un professeur en médecine à Harvard Medical School

[13] http://www.pbs.org/wgbh/pages/frontline/shows/diet/interviews/willett.html

[14] http://www.pbs.org/wgbh/pages/frontline/shows/diet/interviews/willett.html

*disaient alors. Ils ont cru ou accepté le fait que les gras*
*végétaux; les huiles végétales, seraient mieux que les gras*
*animaux et cela a vraiment mené au développement et à la*
*promotion de l'industrie de la margarine et du Crisco, des*
*gras de cuisson qui étaient fait d'huile végétale. Mais ils*
*étaient fabriqués par un processus appelé hydrogénation*
*partielle qui convertit une huile liquide, disons, comme*
*l'huile de soya ou l'huile de maïs en quelque chose comme*
*la margarine ou le shortening végétal. Cela s'est avéré être*
*une erreur très désastreuse parce que dans ce processus*
*d'hydrogénation partielle, un tout nouveau type de gras est*
*formé que l'on appelle les gras trans. Il est clairement*
*prouvé maintenant que les gras trans sont bien pires que les*
*gras saturés. »*

Tout cela était bien beau parce que nous mangions des gras
végétaux selon les médecins et diététistes d'alors. Mais
quand même, petit à petit, l'on en est venu à croire qu'il était
préférable d'éviter tous les gras. C'est à ce point là de
l'histoire qu'on a commencé à consommer des hydrates de
carbone et sources de glucides de façon démesurée et que les
produits céréaliers furent en toute première place dans la
pyramide alimentaire des Américains comme ici.

[15]*« Alors, cette pyramide du guide alimentaire qui fut*
*développée en 1991 est vraiment basée sur l'idée que tous*
*les gras sont mauvais. Conséquemment, si le gras est*
*mauvais et que l'on doit bien manger quelque chose, alors*
*les hydrates de carbone doivent, donc, être merveilleux.*
*Alors, la base de cette pyramide met l'accent sur de grandes*
*quantités de féculents dans l'alimentation. L'on nous dit que*
*nous pouvons en manger jusqu'à 11 portions par jour et si*
*cela n'était pas déjà assez de féculents, la pyramide mets les*
*pommes de terre sur le même niveau que les légumes ce qui*

---

[15] http://www.pbs.org/wgbh/pages/frontline/shows/diet/interviews/willett.html

*fait que vous pouvez manger jusqu'à 13 portions de*
*féculents par jour. C'est une énorme quantité de féculents. »*

Il y a eu aussi la « crise » du cholestérol… Sans faire de
distinction entre le HDL ou le LDL et les triglycérides
sanguins, il fallait combattre le cholestérol…

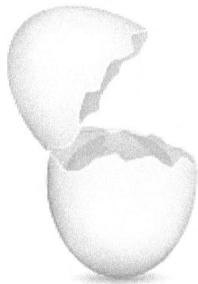

Comme les jaunes d'œufs contenaient et contiennent
toujours du cholestérol, on les a associés au taux de
cholestérol sanguin. Ce fut encore le même principe qui
nous laisserait croire que l'on s'enmoutarde à force de
manger de la moutarde. Il fallait alors ne consommer qu'un
œuf ou deux par semaine. Cette source de nutrition très
précieuse, riche et très économique, il fallait s'en priver et
encore aller vers des produits fabriqués comme ces œufs
liquides ou l'on a remplacé les jaunes par une substance
jaune artificielle faite à base d'huile végétale.
Personnellement, il y a eu dans ma vie quelques années où je
faisais de la musculation et que je consommais 6 œufs par
jour, tous les jours, et je n'ai jamais eu de problèmes de
cholestérol. Cela dit, je ne peux prétendre que ce sera pareil
pour le le lecteur qui a des problèmes de cholestérol; c'est à
voir entre le lecteur et son médecin.

# CHAPITRE XI

## Pour résumer un peu...

<u>Pour survivre</u>

Il faut bien comprendre une chose, l'accumulation de graisse est un processus qui vient de fonctions du corps. Les fonctions du corps répondent à certains stimulus internes ou externes. Cependant, une chose me semble certaine; c'est que la fonction du corps d'accumuler de la graisse est une fonction de survie et non de qualité de vie. C'est-à-dire que si le corps n'avait pas cette conviction aveugle qu'il se doit, pour survivre, d'accumuler de la graisse afin de pallier une carence alimentaire actuelle ou éventuelle, il n'en accumulerait pas. Le surplus de poids en graisse abrégera probablement la vie de celui qui l'accumule, mais il aura au moins le temps, aux fins de la nature, de se multiplier et de perpétuer l'espèce avant de mourir d'une maladie reliée à l'embonpoint. Mais il me semble certain que ce ne serait pas là le premier choix du corps et cela se prouve avec les animaux qui n'ont pas à accumuler de graisses.

<u>On engraisse bien les animaux...</u>

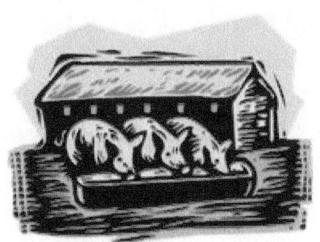

D'ailleurs, ce n'est pas chose facile de faire engraisser les animaux, même les animaux de ferme. Naturellement, pour ce faire, on leur donne des céréales dans ce que l'on appelle « la moulée ». Bref, on leur donne les sources d'hydrates de carbone les plus facilement digestibles. C'est d'ailleurs la façon la plus économique et efficace de rendre les animaux gras. De plus, auparavant, on leur donnait ce que l'on appelle « le petit lait » que l'on obtenait en faisant le fromage ou le beurre. Voilà une excellente source de lactosérum, et nous avons vu tout ce qu'il y avait à voir sur le lait, le petit lait et le lactosérum. Une chose est sûre, pour faire engraisser les animaux, il ne s'agit pas de leur donner du gras… Ça fait réfléchir…

Le yoyo

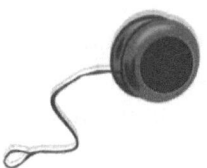

Tout le monde connaît le phénomène des diètes « yoyo ». C'est-à-dire que l'on engraisse, l'on fait une diète, ça ne tient pas et, la plupart du temps, ça ne peut simplement pas tenir. L'on revient à nos habitudes alimentaires d'avant et l'on reprend le poids perdu avec, en prime, quelques livres de plus, bien souvent. Alors, quelque temps plus tard, quelques mois, quelques années, l'on tente une autre « nouvelle » diète. L'on maigrit, ça ne tient pas, et ça recommence. Et c'est toujours un petit peu plus difficile, chaque fois, de se débarrasser des dernières livres à perdre.

## Parler au corps

L'hypnose est une façon indirecte de parler au corps et de faire passer des messages. Mais il y a des façons bien plus fortes et directes. La diète où il y a privation calorique ou nutritionnelle en est une très efficace. Elle dit au corps que la nourriture commence à se faire rare et qu'elle manquera et qu'aussitôt que le corps se mettra la moindre chose sous la dent, il faut que ce soit transformé le plus possible en graisse afin de ne pas mourir de faim dans cette famine que le corps anticipe. Le corps ne sait pas ce qu'est une diète et il ne peut pas le savoir. Pour lui, il y a danger. Notre corps est encore sujet à des archaïsmes fonctionnels et psychologiques. L'accumulation de graisses sur le corps est une fonction qui n'existe que pour deux choses et ces deux choses ont à faire avec la survie. Il s'agit, pour le corps, de faire ce qu'il faut pour survivre à ce qu'il perçoit comme une famine imminente ou actuelle.   Un corps qui a accumulé de la graisse peut survivre bien plus longtemps sans manger ou sans bien manger qu'un corps maigre.

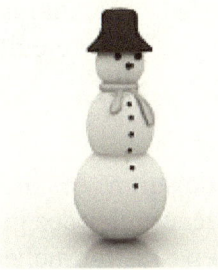

La deuxième chose est de survivre au froid. Le corps humain est nu et dépourvu de poils si on le compare au corps des singes et, pourtant, les singes, pour la plupart d'entre eux, ne vivent que dans des endroits chauds.   Donc, le corps de l'humain, nu par surcroît, aura tendance à accumuler de la graisse à la sensation du froid. L'on parle, bien sûr, de froid thermique, mais j'oserais dire qu'il n'y a pas que le froid que le corps perçoit comme du froid; il y aurait, d'après moi, aussi la froideur dans le sens psychologique.

Si l'on s'attarde un peu surtout à la première cause qui est cette préparation de survie à une éventuelle famine. Alors, certaines personnes me diront « je mange trop » donc le corps devrait commencer à comprendre et cesser d'accumuler.   Mais voilà, il y a alimentation et alimentation. Est-ce possible que le corps perçoive une malbouffe pleine de glucides ou d'hydrates de carbone trop simples comme des indices d'une sorte de famine nutritionnelle? C'est ce que je crois. L'on parle de fausse nourriture et de nourriture de tellement mauvaise qualité selon le corps qu'il ne peut que réagir en mode « survie famine » .  Quand l'on mange une frite par exemple, le corps ne peut que très difficilement se sentir nourri malgré le sentiment de satiété qui peut survenir. Je suis convaincu que le message de nutrition compris par le corps est plus complexe que la seule satiété. D'ailleurs, pour beaucoup d'entre nous, la réponse du corps ne tarde pas justement. L'insuline coule à flot, le gras s'accumule, l'énergie diminue. Attention cependant, je parle de frite, mais je le répète, le problème de la frite au niveau strictement insulinique est dans la pomme de terre cuite, pas dans la friture.

Donc, si l'on suit cette théorie, le fait de suivre des diètes, donne le signal d'urgence au corps d'accumuler des graisses et de les conserver en surplus de plus en plus farouchement, mais le fait de mal se nourrir aussi. C'est-à-dire de consommer des sources d'hydrates de carbone que l'on ne devrait même pas appeler de la nourriture. Et dans cette dernière « option », le résultat est immédiat en réponse de l'insuline et de danger de prise de poids correspondante.

## Dépendance et accoutumance

Le corps s'adapte. Il est conçu pour cela et il s'adaptera autant qu'il le pourra à nos comportements, mais cette adaptation peut nous coûter cher et créer ce que l'on appelle les accoutumances ou les dépendances.   L'humain a tellement de comportements contre ou en marge de ce qui lui est naturel, que le corps humain est souvent en état d'adaptation tordue et de survie de mauvaise qualité.

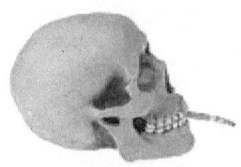

Juste le fait de fumer en est un bon exemple. Au début, le corps rejette tout avec force de toux et de nausée. Mais il finit par s'adapter tant bien que mal pour ne pas mourir à force de tousser et de vomir. C'est une adaptation qui n'est pas prévue par la nature et c'est une adaptation forcée et tordue. L'on finira par subir les conséquences de cette adaptation en ayant des troubles de santé multiples à force de fumer et plus on le fait. Mais le corps est adapté. Bien sûr, il est impossible pour le corps de s'adapter au fait de fumer au point d'être tout de même en pleine et totale santé, mais il s'est adapté assez pour faire agir des fonctions corporelles et psychologiques en fonction de la cigarette. Alors puisque l'organisme a mis en place des façons de fonctionner avec la cigarette, il demande donc, la cigarette maintenant. Cela s'appelle l'accoutumance. Mais quand celui qui fume ressent le besoin de fumer, c'est à tout ce qui correspond à cette habitude néfaste qu'il pense et qu'il peut même en faire une obsession. Les liens cognitifs sont bien établis.

Il en est de même pour les mauvais glucides.  Le corps s'adapte de façon forcée et accumule de la graisse, mais il nous demande aussi de continuer à consommer les mauvais glucides; cette consommation autour de laquelle il a dû fonctionner tant bien que mal. Les rages de sucres ou de pommes de terre ou de pâtes ou de pain sont autant de façons, pour le corps, de nous commander la consommation de ces mauvais glucides. Certains, dans la médecine officielle, vous diront que ces glucides ne peuvent pas causer l'accoutumance et, officiellement, je ne peux pas les contrarier. Mais j'ai constaté cependant que presque tous les gens pensent que ces glucides causent une accoutumance et j'en suis.

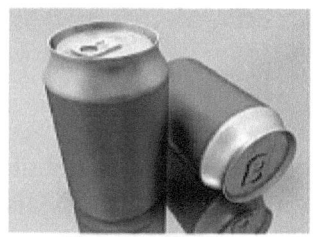

Le même phénomène est facilement observable avec des gens qui ont une accoutumance à la caféine. J'ai connu des gens qui avaient une accoutumance à la caféine parce qu'ils consommaient des quantités énormes de cola. L'on sait depuis longtemps que les colas contiennent de la caféine ajoutée. D'autres ont une accoutumance à la caféine à force de boire du café.  Ce que le corps commande pour celui qui est accoutumé à la caféine est ce qu'il reconnaît comme en étant la source. C'est-à-dire que celui qui ressent le besoin de son « fix » de caféine et qui a l'habitude de boire du café refusera le cola même s'il doit aller chercher son café des kilomètres plus loin.  Le même phénomène est facilement observable chez celui qui est habitué à trouver la caféine dans le cola; il ne veut pas de café… Il veut ressentir tout ce qui fait partie de sa consommation de cola, le bruit de l'ouverture de la bouteille ou de la canette quand le gaz s'échappe, la sensation des bulles sur la langue et dans le nez, le goût particulier.

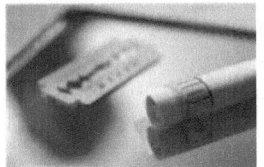

Les rituels des junkies sont bien connus et sont recherchés de la même manière. La division des « lignes » de cocaïne, les préparations, la chandelle, la cuillère, et tous les trucs de ce genre de ceux qui se shootent.

Causes psychologiques

Ici, je soumets une autre théorie, et c'est que certaines personnes trouveront aussi l'accoutumance dans le processus d'accumulation de graisse. C'est-à-dire qu'avec la pseudo alimentation à laquelle la plupart d'entre nous sommes exposés dans notre vie d'occidentaux, notre corps apprends très jeune comment il est possible d'accumuler de la graisse. Et comme ce qui fait accumuler de la graisse est source d'accoutumance en soi, rien de plus facile si l'on veut engraisser… Et il s'avère certain que certaines personnes auront un désir, tout au moins subconscient, d'accumuler de la graisse.

Si, par exemple, une jeune fille se fait tripoter dans son enfance en sachant que ceux qui la tripotent sont dégoûtés des femmes qui font de l'embonpoint, il peut très facilement arriver que cette jeune fille fasse ce qu'il faut pour arriver à faire de l'embonpoint. Ce n'est qu'un exemple parce que des « recettes psychologiques » qui créent l'embonpoint peuvent être très nombreuses, sans parler ici de bien d'autres troubles comme les troubles alimentaires.

De même, une personne peut vouloir inconsciemment devenir grosse pour ressembler à un parent ou à un environnement sécurisant. Il y a aussi ceux qui veulent inconsciemment prendre beaucoup de place ou ceux qui cherchent inconsciemment le rejet. D'autres voudront occuper tout leur espace personnel avec leur graisse de façon à ce que personne ne puisse avoir accès à leur for intérieur. Il s'agit de mettre au moins cette distance entre eux et les autres, entre eux et la vie parfois.

Bref, si le subconscient veut que le corps engraisse, il est probable qu'il a déjà appris comment le faire, tout au moins sur une plus petite échelle. Alors, l'on désirera manger tout ce qui fait engraisser et l'on développera une accoutumance aux mauvais glucides.   Et cette accoutumance est d'autant plus grave au fur et à mesure que l'on ressent la faiblesse des épisodes hypoglycémiques et de l'hyperinsulinisme, car, comme on l'a vu plus avant, l'hypoglycémie est très fréquente à la suite d'une consommation de mauvais glucides. Ce qui fait que l'on cherche encore à consommer d'autres glucides.

Je ne peux pas entrer ici dans toutes les possibilités psychologiques qui font en sorte qu'une personne cherche inconsciemment à engraisser, là n'est pas le propos de ce livre et ces raisons doivent être examinées en cabinet avec un professionnel. Le propos de cette partie de cet ouvrage est tout simplement de savoir que si le subconscient veut que le corps engraisse, il saura probablement comment faire pour que cela arrive facilement et fera en sort que la personne désire fortement consommer ces substances qui se font passer pour de la nourriture.

Il ne faut pas oublier que la personne qui veut inconsciemment engraisser a le sentiment de faire ce qu'il faut pour survivre. Engraisser est toujours question de survie.   Ce qui nous semble impératif dans nos comportements a toujours un lien archaïque de survie. De même, la jeune fille qui se fait tripoter aura des chances de subir de la froideur de sa mère, cela s'est tellement vu encore et encore dans tellement de cas. Rien ne nous dit qu'il n'y aurait pas alors de lien entre le froid qui fait accumuler de la graisse et la froideur qui rejoindrait les mêmes centres dans le cerveau. Pour ce qui est de la froideur ou de la chaleur maternelle et de la « froidure » des saisons ou du temps, il s'agit pour le cerveau d'une question de survie.

# CHAPITRE XII

## L'exercice

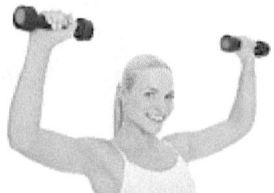

Si l'intérêt porté à l'alimentation doit être une évidence, le fait de bouger devrait l'être encore plus. Il y a beaucoup moins de confusion sur la chose et c'est un peu pour cela que ce sujet n'arrive pas en tout premier lieu dans cet ouvrage. Néanmoins, je ne pouvais pas l'ignorer, surtout pour l'utilité de l'exercice vigoureux au moment de ces ignobles plateaux dont je parle au chapitre VII.

Il est inutile de faire la démonstration que les singes, dans leur habitat naturel, bougent régulièrement. Les animaux en général trouvent leurs activités physiques justement en grande partie dans la quête de leur nourriture, que ce soit par la chasse ou la cueillette ou les distances parfois importantes qui sont parcourues pour avoir accès à cette nourriture, les obstacles à franchir, les rivaux à affronter.

Nous avons parlé déjà du glycogène. Il est placé dans les muscles et dans le foie avec l'action de l'insuline. Il est la source d'énergie immédiate ou à court terme sur quelques heures, tout dépendamment du rythme de son utilisation.

Plus on utilise le glycogène en étant actif et plus l'action de l'insuline se consacrera à ce stockage en glycogène au détriment du stockage en gras. Et comme je l'ai mentionné plus tôt, il est certain que quelqu'un qui pratique la musculation de façon « passionnée » aura beaucoup moins de chance de souffrir des conséquences d'une pointe de tarte au sucre, surtout avant l'effort.   Il en est de même pour certains athlètes de haut niveau ou ceux qui ont sensiblement les mêmes dépenses énergétiques. Pour ces gens, tout est dans l'utilisation du glycogène qui doit alors se retrouver réapprovisionné rapidement et en quantité suffisante. Alors, l'insuline n'a pas de surplus d'énergie, sous forme de graisse, à faire stocker.

Mais, de plus en plus, il est évident que l'activité physique n'est plus quelque chose de facultatif que l'on fait pour améliorer sa forme ou sa santé. L'activité physique est essentielle à une bonne santé générale, à moins d'exceptions pathologiques ou de limites physiologiques.

*N.B. : (Dans tous les cas, je ne peux en parler sans vous conseiller bien officiellement de consulter votre médecin avant d'entreprendre un programme d'exercice ou une activité physique à laquelle vous n'êtes pas habitué.)*

Vérités et  fausses croyances

Comme le but de cet ouvrage est le savoir en ce qui concerne le surpoids, l'obésité et l'embonpoint, il m'a semblé très important de souligner quelques faits qui démentent certaines croyances populaires.

D'abord, sur le corps, mis à part les organes et toujours dans ce contexte de surplus de poids apparent, il y a l'ossature, il y a le gras et il y a la musculature. En général, sur les os  et avant la peau, on retrouvera les muscles. Et c'est entre les muscles et la peau que se retrouvera la très grande partie des gras accumulés; directement sous la peau et bien attachée à celle-ci. Il existe aussi des gras accumulés qui sont plutôt attachés à des organes ou les viscères.

En général, l'on peut avoir une bonne idée des gras que nous avons accumulé en pinçant la peau à divers endroits du corps. Comme le gras est directement sous la peau, on peut le mesurer avec un vernier ou en faire une approximation avec les doigts. Si vous pincez 4 centimètres de gras, vous savez que le tout est plié en deux par l'action de pincer, donc la quantité est à diviser par 2. Cela vous fait donc 2 centimètres de gras à cet endroit. Sous plus d'un aspect, cela représente une façon plus exacte et directe de constater la quantité de gras accumulée ou perdue.

Nous savons déjà que le gras est bien moins lourd que les muscles et c'est là une des raisons pour laquelle la mesure des gras accumulés par pincement ou par mensuration de tour de taille et autres est plus fiable, surtout si l'on s'entraine vigoureusement. Il ne faut pas craindre aussi de prendre le temps de se regarder, nu, dans le miroir et voir les « choses » en face. Mais sans oublier, si l'on est en surpoids, qu'il y a une personne mince dans cette réflexion, dans ce corps, qui ne demande qu'à vivre au grand jour.

Bref, il est important de savoir que, par l'exercice, on ne peut pas cibler, sur son corps, l'endroit ou l'on perdra de la graisse accumulée. Quand le corps finit par abandonner ses résistances et « décide » de brûler du gras comme énergie à dépenser, il le fait dans un ordre bien hermétique à nos interventions extérieures. Certains maigriront d'abord des hanches, d'autres, des cuisses, d'autres commenceront par les seins ou la taille ou même le visage, les bras etc. À ce jour, la seule façon officiellement reconnue de perdre des excès de gras à un endroit bien ciblé est la liposuccion. Comme plusieurs, j'ai aussi entendu parler d'aliments qui pouvaient aider à faire perdre des graisses au niveau abdominal en particulier… Récemment, un médecin américain bien connu, à son émission télévisée, parlait des pistaches qui, apparemment, aideraient à réduire le tour de taille. Mais tout cela reste à voir et, de toute façon, que ce soit les pistaches, les amandes, les avocats (avocados), ce sont tous des aliments délicieux à privilégier et à consommer sans trop de réserve.

Pour ce qui est de l'exercice, il est sans conteste « l'autre » facteur majeur du contrôle de son poids, le premier étant l'alimentation. Cependant, je n'ai jamais pu déterminer lequel devait venir en premier. Le fait de bien s'alimenter et le fait de bien bouger sont tous les deux des facteurs tout simplement essentiels à une bonne qualité de vie et à la santé.

Donc, on ne peut déterminer soi-même des endroits ou l'on perdra de ce gras accumulé et, parfois, pour en revenir aux gras viscéraux, c'est là que le corps choisira d'abord de maigrir. Tout dépend des tendances génétiques de chacun et de la façon dont les graisses ont été accumulées et dans quel ordre. Certaines personnes sont tout à fait maigres du visage et sont, par ailleurs, obèses alors que d'autres ont à peine un surpoids en graisse qui se retrouve presque tout en entier dans le visage. En maigrissant le corps finira par se

126

débarrasser de tous les excès, mais dans l'ordre qui lui convient de faire et l'on n'y peut strictement rien. Il sera toujours inutile de faire des redressements assis en pensant que cela fera maigrir de l'abdomen; ça ne fonctionne pas comme cela et toutes les fausses croyances sont fortement nuisibles sur le contrôle de poids à long terme.

Ce qui arrive souvent, cependant, pour reprendre l'exemple des redressements assis, c'est que les muscles se développent et que l'on commence à entrevoir la définition de ces muscles même sous la couche de gras. Et si cela se produit en même temps que cette couche de gras diminue parce que le corps a décidé arbitrairement de puiser dans cette couche de gras pour son énergie, alors on aura probablement l'impression que ce sont nos redressements assis qui sont tributaires de l'affermissement de notre ventre.

Quand l'on parle « des chairs » comme dans le concept « d'affermir les chairs » ça ne veut rien dire de bien concret. Il faut savoir ce que sont « les chairs »; qu'il y a muscle et gras, que l'un ne se transforme pas en l'autre et qu'on ne peut affermir le gras… Par contre, parfois il arrive que des muscles, tout en étant des muscles, soient aussi flasques que des gras; alors, oui, dans ce cas uniquement, l'on peut parler d'affermissement.  Mais même un muscle flasque se raidira à l'effort et c'est une bonne façon de distinguer, par exemple, dans le bras,  la partie muscle de la partie graisse, sans oublier qu'il peut y avoir aussi (mais plus rarement) un excès de peau; surtout après avoir maigri radicalement et rapidement.

Si l'on trouve que l'on a besoin de maigrir au niveau du bras, entre le coude et l'épaule, il est facile de connaître la quantité de gras dont l'on devrait se défaire. Il s'agit de pousser sur quelque chose avec son bras tendu droit devant, de façon à tendre le triceps qui se trouve juste à l'opposé du biceps qui permet la flexion du bras. Dès lors, ce que l'on peut pincer est la quantité approximative de gras à perdre. Naturellement, l'on divise par deux étant donné que le pincement double la couche de gras, et l'on prend aussi en considération qu'il n'est pas nécessaire de n'avoir absolument aucun gras sous la peau, surtout si l'on est une femme.

La suite de cet ouvrage résume l'ensemble de cet ouvrage et fournit deux guides alimentaires dont un guide à vie et un guide pour perdre de l'excédent de poids plus rapidement.

<u>Comment et pourquoi?</u>

Perdre des kilos en trop? Rester mince? C'est une question de simplicité naturelle.

Comme pour ce qui est de tous les programmes minceurs efficaces, il est recommandé de consulter son médecin avant d'entreprendre ce programme.

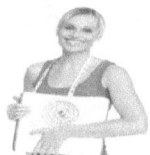

Votre corps est fait pour être mince; d'une minceur santé bien sûr, et l'on ne parle pas ici de la maigreur des modèles. Soyez assuré que si votre corps prend des kilos en graisse, qu'il accumule des graisses, c'est qu'il les fabrique, les stocke, et qu'il croit que c'est vital de le faire. Et c'est pareil pour tout le monde sauf de rares exceptions.

Votre corps croit que sa survie en dépend, sinon il resterait mince parce que la graisse en surplus n'est pas la solution idéale. Cependant, cette « solution » lui semble un mal nécessaire même s'il « sait » que ce n'est pas le premier choix à faire pour « sa » santé donc votre santé. Il met votre bien-être en jeu et votre santé en jeu pour « survivre » selon son point de vue.

Maintenant, je vous entends me dire : mais pourquoi est-ce mon corps pourrait croire qu'il est nécessaire d'accumuler de la graisse et d'y risquer ma santé à long terme?

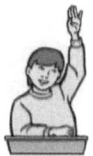

La première raison est que, quelque part en vous, quelque chose du domaine de l'intelligence du corps, celle qui est régie par la partie inconsciente de votre esprit, de votre cerveau, celle qui gère tant de choses aussi banales que de cligner les yeux ou d'avaler sans que vous y pensiez consciemment; cette partie-là lui a programmé ou lui a donné la « commande » d'accumuler de la graisse. Alors, il obéit aveuglément, après tout, ce n'est qu'un corps et il est soumis à notre esprit, surtout au niveau inconscient.

Mais vous allez me demander, alors, pourquoi l'inconscient passe cette « commande » d'accumuler de la graisse sur votre corps, alors que votre esprit conscient n'en veut certainement pas?

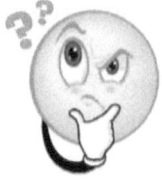

C'est que l'inconscient est influencé par notre subconscient et notre subconscient est influencé par tout ce que l'on apprend dans la vie mais surtout dans l'enfance et encore plus dans la petite enfance. Et le subconscient, non plus, n'est pas soumis à notre conscient, donc à notre « volonté » consciente. Il est ridicule de dire que ceux qui font de l'embonpoint manquent de « volonté »; le problème n'est pas là.

Le subconscient est la partie inconsciente de notre esprit, mais la partie où s'implante ce que l'on apprend dans la vie et surtout dans l'enfance. C'est l'inconscient de l'acquis, de l'apprentissage, et souvent ce que l'on apprend n'est pas ce que l'on devrait apprendre ou ce que l'on aurait souhaité avoir appris aussi profondément dans notre esprit.

Comment ou quand le corps finit-il par croire cette fausseté qu'il doit accumuler de la graisse?

- Quand il croit qu'il y aura famine éventuellement.
- Quand il croit qu'il doit se protéger du froid.
- Quand il croit qu'il doit plus ou moins hiberner.

Commençons par le premier point qui est celui de la famine. Il y a plusieurs façons que notre organisme peut en venir à croire qu'il y aura une famine. Dans nos pays d'abondance, il y en a une en particulier, la première qui est connue, mais nous en avons identifié une autre.

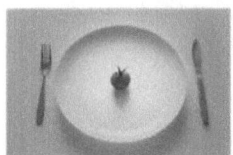

- En privant le corps de nourriture avec des diètes qui réduisent les calories. Et plus souvent on le fait, plus souvent le corps se prépare pour la famine et plus facilement il accumule de la graisse pour s'en protéger. Le corps ne sait pas ce que c'est une diète; tout ce qu'il comprend c'est que la nourriture manque. Alors, il amasse de la graisse pour s'en protéger. Cette graisse devrait servir, toujours selon cette logique aveugle et archaïque du corps, à survivre. Le corps peut l'utiliser comme source d'énergie en cas de famine. C'est un processus naturel chez beaucoup de mammifères.

·      En mangeant des choses que le corps a de la difficulté à reconnaître comme de la vraie nourriture; par exemple, des légumes trop cuits ou juste cuits, des farines, céréales et produits céréaliers raffinés, des sucres raffinés, des boissons sucrées ou des jus hors du fruit et hors de sa fibre naturelle. Alors, non seulement le corps se prépare à accumuler de la graisse pour la « famine » qu'il perçoit, mais, en plus, on lui donne tout ce qu'il faut pour le faire, car ces faux aliments font particulièrement monter l'insuline de notre pancréas à un niveau qui fait en sorte qu'il est impossible d'utiliser toute l'énergie que l'insuline extrait du sucre sanguin (glucose) immédiatement parce qu'il en a beaucoup trop de disponible pour les fonctions, même les plus demandantes, du corps. Ce sucre sanguin (glucose) est alors entreposé sous forme de graisse. Une graisse qui est prévue alors être utilisée par le corps au moment où il n'y aura vraiment plus de nourriture (famine).

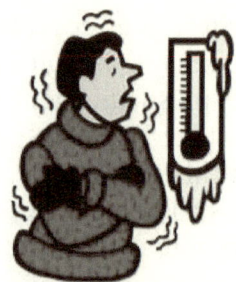

Pour ce qui est de la protection contre le froid; d'abord, il faut reconnaître ce point commun à l'accumulation corporelle de la graisse; il est question de « se protéger » de quelque chose de menaçant pour la survie. Il est question de se mettre en mode « survie » psychologiquement. Nous savons déjà en psychologie dynamique que, trop souvent, des jeunes filles deviennent obèses pour se protéger de façon inconsciente des agressions et abus sexuels; qu'ils soient explicites ou implicites ou carrément hypocrites et insidieux. C'est parfois en actes, parfois en paroles, en regards, en commentaires, même en atmosphère familiale. C'est-à-dire qu'elles ont pu faire un lien psychologique, rapidement et profondément, avec leur apparence mince; cette apparence la moindrement mince qui vient normalement dans l'enfance, et les manifestations abusives ou déplacées d'un certain désir sexuel, tout aussi déplacé, chez des proches ou des moins proches. Et ce phénomène peut arriver avec bien des variantes sur ce thème de la « protection de soi par la graisse ».

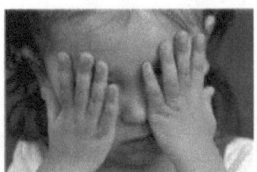

Donc, en quelque sorte, ce serait cette « froideur » psychologique de l'abus et surtout de l'abus dont elle ne peut parler à personne, qui fait que le corps adapte sa fonction de se protéger du froid avec sa graisse au fait de se protéger tout court. Une impression intense d'absence de la mère protectrice « solide » pourrait donner une impression de contexte de froid et de survie. Cette impression de froid et le lien entre une certaine minceur et l'abus sexuel ou l'abus à connotations sexuelles pourraient contribuer fortement à ce que le corps fasse en sorte d'accumuler de la graisse.

Pour ce qui est de l'hibernation, elle me semble incertaine parce que si l'humain a déjà hiberné, il semble que ce ne fut qu'une hibernation partielle forcée par les circonstances.

L'être humain n'est pas constitué comme un ours et il est nu. Il n'est donc pas fait pour hiberner, ni pour vivre à un endroit ou il y a des hivers. D'une façon ou d'une autre, cela serait en lien aussi, bien sûr, avec les diètes, mais aussi avec la léthargie qui vient avec la perte de contact avec cette tendance naturelle à bouger. Encore ici, il peut y avoir une multitude de causes psychologiques à cela. Et elle peut aussi avoir un simple lien avec le fait de ne pas savoir profiter de la saison hivernale et des activités qu'elle a à offrir. Ou encore à ne pas s'habiller de façon vraiment adéquate pour l'hiver.

### L'alimentation, le guide alimentaire canadien et le guide Permamince®. (figure 1 et 2)

Récemment, le guide alimentaire canadien a changé. Les recommandations ont changé parce qu'il était nécessaire qu'elles changent. Pendant trop longtemps, ce guide plaçait les céréales et produits céréaliers (pains, céréales préparées, farines) en tout premier plan dans notre alimentation. Actuellement, ce sont les fruits et légumes qui sont placés au premier plan. Mais personne ne s'est excusé d'avoir induit les gens en erreur pendant des décennies. Mais bon... Vaut mieux tard que jamais pour certains changements. Mais encore, ce guide est encore discutable pour certaines écoles de pensée comme celle élaborée dans ce programme Permamince®.

Les points les plus importants pour le guide alimentaire canadien vis-à-vis le guide alimentaire Permamince sont ceux-ci.

(voir figure 1)

# Guide alimentaire Permamince® Guide à vie (figure 1)

| | |
|---|---|
| 1er Plan | **Fruits et légumes crus et entiers, graines, noix et légumineuses cuites o' crues + huile de noix ou de canola ou d'olive, fibres en général** |
| 2e Plan | **Sources de protéines complètes (viandes, oeufs, poissons) cuites ou cru grasse ou maigre. Source de protéines complètes végétale (soya, quinoa combinaisons de protéines végétales)** |
| 3e Plan | **Produits céréaliers de grains entiers et ou bruts à 100 %, chocolat 70 % cacao minimum.** |
| 4e Plan | **Fruits et légumes cuits, mais encore croquants** |
| 5e Plan | **Produits laitiers avec modération (éviter les laits frais, yogourts et cottag cause du lactosérum)** |
| 6e Plan | **Fruits et légumes trop cuits non féculents** |
| 7e Plan | **Pâtes alimentaires de semoule de blé dur, encore fermes "al dente" (le p ferme possible)** |

À consommer     À éviter

| | |
|---|---|
| 1er Plan | **Fruits et légumes trop cuits féculents (pomme de terre, carotte, etc.) et j de fruits** |
| 2e Plan | Pâtes alimentaires, de semoule de blé dur, mais trop cuites |
| 3e Plan | Toutes pâtes alimentaires de blé ordinaire non entier |
| 4e Plan | **Céréales "à déjeuner" non faites en totalité de grains entiers à 100 %** |
| 5e Plan | **Pâtisseries en général faites de farine raffinée, galettes de riz, barres tendres, muffins, friandises chocolatées ou non, crème glacée (glace) et desserts sucrés en général** |
| 6e Plan | **Tous les féculents isolés (« starch », « corn starch », fécule de maïs ou de pommes de terre, etc. peu importe ou ils se trouvent (poudings, certains yogourts, etc.) boissons sucrées.** |

Premier plan

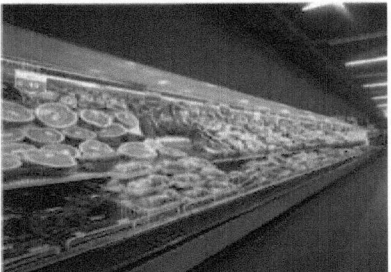

Comme le guide alimentaire canadien, le guide alimentaire Permamince® d'alimentation «guide à vie » place les fruits et les légumes tout au premier plan dans l'alimentation. Le guide Permamince®, cependant, fait une différence marquée entre ce qui est cru et ce qui est cuit. La pomme de terre crue est une pomme de terre; un aliment excellent; un vrai aliment. Mais la cuisson de la pomme de terre change sa structure moléculaire. Donc, la pomme de terre cuite n'est littéralement plus une pomme de terre, telle que dans l'intention de la nature, mais elle devient une boule de féculent, un peu comme de la colle à tapisserie ou de la farine blanche raffinée. Elle devient un faux aliment à déconseiller parce qu'elle est devenue une source de sucre sanguin (glucose) trop importante en quantité et en rapidité de digestion et d'absorption. Bref, la pomme de terre cuite, et surtout trop cuite, est un faux aliment qui incite le corps fortement à accumuler de la graisse à cause de la réaction du corps qui sécrète alors un pic d'insuline. Il en est de même pour la carotte et d'autres légumes. La nature n'a jamais prévu que nous ferions cuire les légumes alors qu'ils sont parfaits tels quels.

Il est à noter à ce point-ci que ces faux aliments qui donnent une réponse en pic de l'insuline, qui fait que l'on accumule de la graisse, donnent aussi, par le fait même, un effet semblable à certaines drogues qui engendrent une accoutumance. Et c'est ce qui donne ce « désir » intense de manger ces faux aliments. Tout le monde est plus ou moins familier avec ce que l'on appelle « les rages » de sucre. Mais il y a aussi ces envies soudaines et envahissantes de manger des pâtes ou du pain qui n'ont pas le goût du sucre, mais tous les inconvénients, sinon plus encore.

Deuxième plan

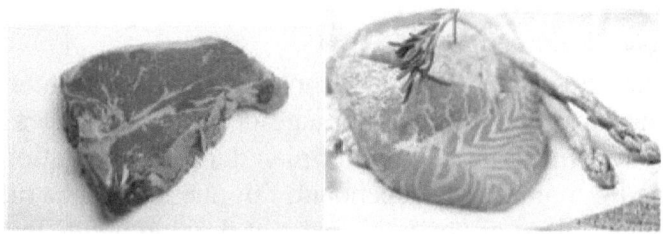

Ensuite, le guide alimentaire canadien place les produits céréaliers en deuxième plan. Alors que le guide alimentaire Permamince® (guide à vie) place plutôt les sources de protéines complètes en deuxième plan. Naturellement, l'on parle ici de viandes rouges, blanches, poulet, poissons et fruits de mer, œufs, soya (tofu ou autres produits de soya). L'on peut aussi faire des combinaisons de sources de protéines incomplètes comme des légumineuses et des grains. Mais, à moins d'être végétarien, il sera plus que facile de trouver des protéines complètes de bonne qualité.

Physiologiquement et zoologiquement, l'être humain est un primate dans la catégorie des « grands singes » ou des hominidés et, la nature étant bien harmonisée en soi pour servir ses propres fins, les grands singes, autres que les humains, se trouvent dans des endroits ou ils trouvent facilement ce que la nature a prévu pour eux de manger. Les grands singes, dans leur habitat naturel, ne souffrent jamais d'embonpoint ni d'obésité, et ces derniers ne consomment jamais de céréales, ni aucun produit céréalier. Les grands singes, tout naturellement et instinctivement, mangent les fruits, feuilles et racines de leur habitat naturel et complètent leur alimentation avec du petit gibier et/ou des insectes qui sont leur source de protéines complètes. Et ils mangent à longueur de journée tout en étant actifs physiquement.

Les produits céréaliers, ici, en Amérique du Nord et à plusieurs endroits dans le monde, sont une force économique d'abord et représentent un lobby très puissant. La céréale est d'abord une valeur boursière avant d'être une valeur alimentaire, bien qu'elle aie une bonne valeur alimentaire tant qu'elle est consommée entière et même brute autant que possible. Donc, comme il semble avoir été prévu par la nature, le guide alimentaire Permamince® (guide à vie) (figure 1) place les protéines complètes en deuxième plan. Avant, donc, les produits céréaliers et les légumes ou fruits cuits.

Mais dans cet ordre d'importance, le guide alimentaire Permamince®  place aussi les noix, graines, salées et huilées ou non, et légumineuses, cuites ou non et les fibres au premier plan avec les crudités en fruits et légumes. Il en va de même avec les huiles de noix, de canola ou d'olive.

Pourquoi? Parce que ce sont d'excellents aliments et que leur qualité en tant qu'aliments est égale ou dépasse celle des fruits et légumes frais à certains points de vue.

En ce qui concerne l'alimentation idéale de l'humain, selon le programme et le guide alimentaire Permamince®, ces deux premiers plans suffisent amplement à combler les besoins de l'humain en alimentation, en nutrition, en saveur, en textures variées et sans jamais accumuler de graisse, si le corps ne ressent pas le besoin d'accumuler pour se protéger de quelque chose. Mais encore, à cause des méthodes agricoles et de transport surtout, ainsi que des méthodes d'élevage et d'abattage, il est conseillé de se supplémenter en certains nutriments particuliers dont nous reparlerons, et de surveiller la contamination des poissons en métaux lourds.

Troisième plan

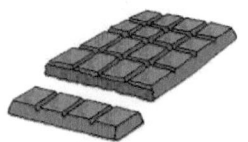

Cependant, pour que les gens se reconnaissent dans ce guide alimentaire Permamince®, nous y avons incorporé les céréales et produits céréaliers ainsi que les produits laitiers, plus loin. Donc, nous avons placé les produits céréaliers, dans la mesure où chaque produit est fait de grains entiers à 100 % et dans la mesure où l'on doit prendre en considération sérieuse tout l'ensemble des ingrédients dans ces produits en question, sur le troisième plan.

Mais nous ajoutons que ces produits, nous les considérons comme facultatifs, une fois que les deux premiers plans sont considérés comme comblant l'alimentation complète. Nous avons aussi inclus sur ce plan,

le chocolat, même sucré, tant qu'il est fait d'au moins 70 %
de cacao .

Quatrième plan

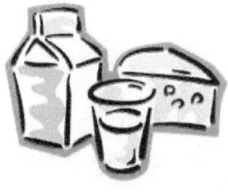

Au quatrième plan, nous plaçons les légumes
et fruits cuits, mais encore croquants et entiers autant que
possible. Pour ce plan, l'on peut prendre comme exemple la
cuisson à la chinoise des légumes. Mais ici, ces produits
pourraient se trouver plus au deuxième plan s'ils sont
vraiment presque crus.

Cinquième plan

Nous considérons aussi les produits laitiers
comme étant une classe à part. Nous les avons placés donc
au cinquième plan. Ce qui fait peut-être problème dans les
produits laitiers, et le pourquoi ils ne sont pas placés au
deuxième plan en tant que protéines complètes, est l'effet
exceptionnel du lactosérum sur l'insuline. C'est-à-dire que
cette source de protéines complètes est une exception tant
elle fait monter la sécrétion d'insuline sans que l'on ne sache
trop pourquoi. Donc,  les fromages fermes sont plus à
conseiller, à ce point de vue, que les produits laitiers frais et
avec tout leur « petit lait » (lactosérum). Comme on le sait,
les fromages les plus fermes sont ceux auxquels on a ôté le
plus de ce petit lait. Enfin, il est aussi à noter que le lait de
vache est naturellement destiné aux veaux et non aux
humains.

Et, au cinquième plan aussi, nous avons placé les légumes trop cuits, mais non féculents, ou non particulièrement féculents (c'est-à-dire que la cuisson transforme peu ou pas du tout en féculents)

Sixième plan

Au sixième plan, nous avons placé les pâtes alimentaires, de semoule de blé dur de grain entier ou non, tant que c'est encore assez ferme à la cuisson. Et le plus ferme est le mieux.

Donc dans cet ordre non exclusif et non exhaustif, tous ces aliments sont à consommer dans cet ordre d'importance et de quantité.

Cependant, pour les premiers jours du programme Permamince®, dans l'intention de perdre du poids plus rapidement et drastiquement, il conviendra d'inverser le premier et le deuxième plan. Ce qui est donc le guide alimentaire Permamince® dans la phase de rattrapage minceur (figure 2). C'est-à-dire de faire de la consommation de protéines complètes le premier plan de notre alimentation et de faire passer légumes et fruits crus en deuxième plan.

## Guide alimentaire Permamince® Guide de rattrapage minceur (figure 2)

| | |
|---|---|
| 1er Plan | **Sources de protéines complètes (viandes, oeufs, poissons) cuites ou crues, grasse ou maigre. Source de protéines complètes végétale (soya, quinoa, combinaisons de protéines végétales)** |
| 2e Plan | **Fruits et légumes crus et entiers, graines, noix et légumineuses cuites ou crues + huile de noix ou de canola ou d'olive, fibres en général** |
| 3e Plan | **Produits céréaliers de grains entiers et ou bruts à 100 % , chocolat 70 % cacao minimum.** |
| 4e Plan | **Fruits et légumes cuits, mais encore croquants** |
| 5e Plan | **Produits laitiers avec modération (éviter les laits frais, yogourts et cottage à cause du lactosérum)** |
| 6e Plan | **Fruits et légumes trop cuits non féculents** |
| 7e Plan | **Pâtes alimentaires de semoule de blé dur, encore fermes "al dente" (le plus ferme possible)** |

À consommer  À éviter

| | |
|---|---|
| 1er Plan | **Fruits et légumes trop cuits féculents (pomme de terre, carotte, etc.) et jus de fruits** |
| 2e Plan | **Pâtes alimentaires, de semoule de blé dur, mais trop cuites** |
| 3e Plan | **Toutes pâtes alimentaires de blé ordinaire non entier** |
| 4e Plan | **Céréales "à déjeuner" non faites en totalité de grains entiers à 100 %** |
| 5e Plan | **Pâtisseries en général faites de farine raffinée, galettes de riz, barres tendres, muffins, friandises chocolatées ou non,  crème glacée (glace) et desserts sucrés en général** |
| 6e Plan | **Tous les féculents isolés (« starch », « corn starch », fécule de maïs ou de pommes de terre, etc. peu importe ou ils se trouvent (poudings, certains yogourts, etc.) boissons sucrées.** |

C'est une question alors de « rattrapage » de sa minceur en provoquant une cétose plus rapide. La cétose est le processus par lequel l'énergie doit se prendre dans les cellules adipeuses (cellules de graisse) accumulées dans le corps. En effet, le gras accumulé dans le corps ne s'évacue pas avec la sueur, il ne fond pas, il est rendu disponible pour « combustion » et il sert de source d'énergie. Il est donc « brûlé » en quelque sorte. Bref, s'il y a moins de sources immédiates d'énergie, comme les sucres contenus dans les fruits et légumes, le corps sera forcé de la prendre dans ses réserves graisseuses, une fois le glycogène épuisé. ( Le glycogène est la source d'énergie placée pour utilisation immédiate par le travail de l'insuline sur le glucose (sucre) sanguin).

Une fois le poids minceur santé atteint, l'on peut alors suivre l'ordre du guide alimentaire Permamince® original, soit le « Guide à vie » (figure 1)

Dans le programme et le guide Permamince®, nous avons aussi développé un ordre de faux aliments qui sont évidemment à éviter. Pourquoi? Parce que dans un contexte réaliste, il est clair qu'il est difficile et parfois presque impossible d'éviter certains faux aliments. Il y en a donc qui sont plus à éviter que d'autres et certains sont tout près de ce que l'on pourrait qualifier de poison plus ou moins lent. Les pires ont été placés tout en bas de l'échelle et, les moins mauvais, plus haut dans l'échelle. Leur ordre est général et peut varier dans les faits. Ces plans sont pour donner une vision d'ensemble sur ces faux aliments.

Pour aider à la compréhension, vous pouvez vous référer à la figure 1 qui représente ce qui est idéal et le meilleur vers le haut et, en descendant, ce qui est moins bon jusqu'au pire à consommer avec le seuil bien identifié de ce qui sépare les vrais aliments à consommer des faux aliments à éviter.

144

Premier plan d'aliments à éviter (le moins mauvais des pires aliments à éviter)

Tout de suite au premier plan, il y aurait tous les légumes trop cuits que la cuisson transforme en féculent tel que les pommes de terres ou les carottes cuites.

Ici, nous pouvons placer aussi les jus de fruits dont la séparation d'avec la fibre du fruit entier en fait un faux aliment à haute teneur en sucre absorbé trop rapidement, à moins de le consommer très lentement.

Deuxième plan d'aliments à éviter (encore plus à éviter)

Au deuxième plan nous pouvons considérer les pâtes alimentaires, de semoule de blé dur, mais, trop cuites.

Troisième plan d'aliments à éviter (pire encore)

Au troisième plan, il y a les pâtes alimentaires non faites de semoule de blé dur, mais de semoule de blé ordinaire non entier.

Quatrième plan d'aliments à éviter (encore pire)

Au quatrième plan, les « céréales à déjeuner » non faites en totalité de grains entiers à 100 % ou de son, les pains blancs ou bruns non faits de grains entiers à 100 %, incluant certaines céréales commerciales se targuant de faire partie d'un programme de contrôle du poids, dont nous tairons le nom.

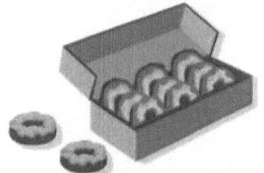

Il est à noter que toutes les céréales qui sont faites de son en grande partie, que ce soit le son d'avoine ou de blé, sont différentes à cause de leur digestion très lente qui fait en sorte que l'assimilation des sucres est bien étalée dans le temps. Ils sont donc acceptables.

Cinquième plan des aliments à éviter (à fuir)

Au cinquième plan nous retrouvons les pâtisseries en général faites de farine raffinée, incluant les biscuits, galettes de riz, certaines barres tendres, muffins, crèmes glacées  (glaces) et friandises chocolatées ou non en général.

Sixième plan (de pire en pire)

Au sixième plan nous retrouvons tous les féculents (« starch » « corn starch » fécules de maïs, pomme de terre ou autre) peut importe ou ils sont comme dans les poudings et certains yogourts, les sauces et autre produits épaissis et texturés artificiellement. Et ici, nous pouvons inclure toutes les boissons sucrées artificiellement.

Les repas et les collations

Le programme Permamince ® encourage une consommation de nourriture étalée dans la journée plutôt de copieux repas et des collations. Mais considérant que nous vivons dans un monde où il nous faut fractionner notre alimentation pour être productifs, nous recommandons, au moins, une collation entre chaque repas ainsi que le soir. Naturellement, elle devra se situer préférablement dans les plans les plus élevés du guide alimentaire Permamince®.

Les noix, graines et arachides, en sus des fruits, font d'excellentes collations. De plus, on peut consommer des mélanges de fruits séchés, graines et noix que l'on trouve dans les supermarchés sans problème. Ces fruits séchés sont entiers la plupart du temps et il n'y a que l'eau qui est extraite par séchage, sauf exception, comme pour les canneberges dont on extrait le jus par pression avant de faire sécher pour pouvoir les sucrer davantage en raison de leur goût très acide.

Le chocolat d'au moins 70 % cacao et plus peut aussi faire partie d'une collation dans le programme Permamince ®. Les plus dégourdis du programme auront compris qu'ils peuvent se fabriquer de délicieuses collations faites de noix enrobées de chocolat de bonne qualité.

Il va sans dire que les barres protéinées, en général, sont aussi une bonne collation à cause de leur haute teneur en protéine. Néanmoins, il faut regarder la source de ces protéines et éviter tout ce qui contient du lactosérum ou des « solides du lait » (qui ont de bonnes chances d'être du lactosérum, car, protéine pour protéine, il est sûrement moins couteux que la caséine qui est l'autre protéine du lait, que l'on retrouve en dans les fromages). Le soya, la caséine et la poudre d'œuf ou l'albumine sont d'excellentes sources de protéines.

Les préparations en barre avec une très haute teneur en fibre, aussi, peuvent être considérées comme de bonnes collations en général.

L'eau est à consommer en grande quantité, à volonté, mais plus encore, de façon systématique, qu'elle soit du robinet, là où l'eau est bien traitée ou qu'elle soit en bouteille.

Le thé noir et le café sont à éviter ou à boire avec modération et prudence à cause de la caféine qui agit sur la glycémie et sur la réponse insulinique.

Un outil précieux, la fibre soluble

La fibre soluble dans l'eau que l'on trouve en pharmacie et qui est maintenant sans goût, sans odeur et même sans trop de texture est un outil très précieux dans le programme Permamince®. Elle permet, par exemple, de diminuer les effets sur le taux de sucre sanguin de certains aliments ou boissons. Cette fibre peut modifier ce que l'on appelle l'index glycémique d'un aliment; c'est-à-dire la tendance d'un aliment à être la source de plus ou moins de sucre sanguin (glucose dans le sang) sur le temps. C'est un allié à ne pas négliger. Elle peut aussi faire toute la différence si l'on tiens à consommer un jus de fruit. Il s'agit

d'en ajouter un bonne quantité pour rendre le jus de fruit
passablement plus acceptable.


Le rôle de l'insuline et les sucres

L'insuline est une hormone sécrétée par le
pancréas. C'est cette hormone que les gens qui souffrent de
diabète de type 1 doivent s'injecter régulièrement. Leur
pancréas ne fournit pas ou pas suffisamment d'insuline. Sans
ce traitement régulier à l'insuline, celui qui souffre de
diabète de type 1 en mourra éventuellement. Sans l'insuline
sécrétée par le pancréas ou l'insuline administrée, dans les
cas de diabète de type 1,  le sucre sanguin (le glucose
sanguin) s'accumule et, en quelque sorte, finit par causer un
empoisonnement mortel.


Dans le cas d'une personne qui fait du diabète de type 1,  le
manque d'insuline fait en sorte que cette personne ne peut
utiliser le sucre ou le glucose dans son sang et ne peut le
stocker sous forme de graisse non plus. Oui, l'insuline a ce
rôle, entre autres, de rendre le glucose sanguin disponible
pour l'énergie utilisée immédiatement par les fonctions du
corps au repos ou à l'effort et il fait en sorte de stocker le
reste sous forme de graisse dans ce que l'on appelle les
cellules adipeuses qui se forment facilement au « besoin ».
Là où l'on retrouve de la graisse sur son corps il s'agit de
cellules adipeuses.


Ce qu'il y a à comprendre est assez simple; par exemple, une
personne qui doit s'injecter de l'insuline et qui s'en injecte
trop va trop engraisser et une personne qui ne s'en injecte

pas assez va trop maigrir.Le rôle de l'insuline dans la prise de poids en masse graisseuse est alors très clair.

Vous allez donc vouloir savoir ce qui fait en sorte qu'une personne normale, qui n'a pas de diabète, engraisse? En fait, c'est que la personne « normale » n'a pas ce que son corps considère comme une alimentation « normale » pour lui. Si, dans l'esprit des gens, un beigne ou un beignet est un aliment « normal »;  pour le corps, c'est de la pure folie. Donnez au corps de la folie à manger et il en résultera des résultats « fous » et anormaux comme l'obésité et bien des maladies comme le diabète de type 2 et autres.

La sécrétion de l'insuline, pour la personne normale, est stimulée par le taux de sucre sanguin. Et plus il y a de sucre sanguin et plus il y aura d'insuline de sécrétée, transformant, au premier abord, ce sucre en énergie à dépenser immédiatement (petit stockage en ce que l'on appelle le « glycogène » dans le foie et les muscles) et stockant le surplus en graisse. Une chose est certaine, l'insuline fera son travail d'aller chercher le sucre dans le sang et elle doit en faire quelque chose.

Ceci dit, cet effet varie un peu selon les gens, les métabolismes de base et les « commandes » données au corps. Parfois, moins d'énergie immédiate est rendue disponible et plus de cette énergie est stockée sous forme de graisse. C'est ce qui fait qu'il y a des gens obèses qui n'ont jamais d'énergie. Mais encore ici, si le corps se met en mode « survie », pour une des raisons mentionnées plus haut, alors il mettra peu d'énergie disponible dans l'immédiat et il stockera plus en graisse.

Qu'est-ce qui donne ce taux de sucre sanguin trop élevé? Ce que l'on mange et boit, bien sûr.

Malheureusement, il est d'une infinie facilité, avec ce que l'on retrouve sur les tablettes des supermarchés et dépanneurs, de s'envoyer des sources très élevées de sucre sanguin ou de glucose sanguin derrière la cravate. Le guide alimentaire Permamince® en fait foi et montre bien la différence, justement, entre ce qui fait monter le sucre sanguin de façon presque dangereuse et ce qui donne et fait conserver un taux de sucre sanguin normal ou acceptable.

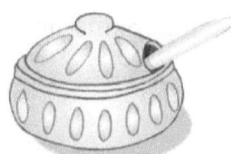

Et il n'est vraiment pas question toujours carrément et simplement de sucre. Au moins, le vrai sucre et les choses très sucrées ont la propriété de saturer le sens du goût et « d'écoeurer » la personne qui en mange trop. En effet, pour ce qui est de ce qui est la source de tout ce sucre sanguin, il s'agit plus exactement de ce que l'on appelle les hydrates de carbone ou glucides.

Il y en a des complexes, des pseudo complexes et des simples. Pour donner un exemple : les fibres alimentaires non solubles sont la source la plus complexe d'hydrates de carbone. Elles sont tellement complexes qu'elles sont pratiquement indigestes. Par exemple, le son de blé ou d'avoine serait la fibre du grain. Quand on dit qu'elles ne se digèrent pas, ce n'est pas que l'on fera une indigestion à en consommer, même en dehors d'un aliment, mais que les fibres en général ne se digèrent pas et complexifient la digestion des sources de sucres. Les fibres sont toujours un plus dans une bonne alimentation et surtout dans ce programme Permamince®. Par exemple, une pomme crue avec la pelure est une source d'hydrates de carbone complexe et elle est complexe surtout à cause de sa fibre. Une tranche de pain blanc sans rien dessus est une source d'hydrates de carbone pseudo complexe, car elle n'a pas de fibres, et une cuillerée de sucre blanc est une source d'hydrate de carbone simple aussi, évidemment, sans aucune fibre.

Ce qu'il y a de pire et de plus insidieux sont les sources d'hydrates de carbone ou glucides pseudo complexe. La raison en est qu'ils ne goûtent pas nécessairement le sucre, qu'ils se digèrent trop souvent bien trop rapidement, par manque de fibres surtout, et que l'on a tendance à en manger en trop grosses quantités (bien que même une seule tranche de pain blanc soit de trop).

Dans les milieux nutritionnels, on appelle tout ce qui n'est pas des hydrates de carbone ou glucides simples, des « hydrates de carbone complexes » ou « glucides complexes ». C'est ici, dans ce programme Permamince® que l'on fait la différence et que l'on appelle certains hydrates de carbone ou glucides « hydrates de carbone pseudo complexes » ou « glucides pseudo complexes »

Chimiquement parlant, en effet, il n'y a que des complexes et des simples, mais le corps fait cette différence, que nous avons mise en évidence pour ce programme Permamince®, entre les hydrates de carbone ou glucides complexes et les pseudo complexes au niveau de la digestion et de l'assimilation de ces hydrates de carbone. C'est-à-dire que, plus l'on digère et assimile rapidement et facilement une source d'hydrates de carbone ou de glucides et plus il y aura de glucose dans le sang (sucre sanguin) dans un même temps. Et plus, donc, il y aura de sécrétion d'insuline et plus il y aura de chances (ou de malchances) d'accumuler de la graisse. Il faut donc une assimilation lente. Les fruits entiers, en général, seront assimilés normalement lentement.

Que l'on s'entende bien; le corps a absolument besoin de sucre sinon il meurt. Mais il en a besoin d'une façon amortie dans le temps et la digestion normalement lente des vrais aliments permet cela en général.

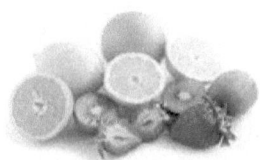

La simplicité, dans tout ce processus qui peut sembler compliqué, est dans le fait que la nature a prévu tout cela. Tout ce qui se mange cru, en fait de fruits et de légumes, si on le mange entier, nous donne cet étalement de la digestion qui donne ainsi un taux de sucre sanguin normal et qui est juste assez pour nos besoins énergétiques normaux. De plus, tout ce qui se mange cru, en fait de fruits et de légumes, si on le mange entier, fournit toute la base alimentaire de l'humain lorsque combiné avec des protéines complètes.

Finalement, comment va-t-on maigrir avec le programme Permamince® ?

D'abord, peu importe la raison pour laquelle le corps croit devoir absolument accumuler de la graisse pour survivre, il faut lui démontrer que ce n'est pas le cas; et il faut lui démontrer au niveau du subconscient; là où agit l'hypnose et là où agissent les effets des comportements alimentaires, très directement. Ensuite, toujours avec l'aide de l'hypnothérapie, l'on fait en sorte que le corps alloue beaucoup d'énergie disponible immédiatement et qu'il en stocke, donc, de moins en moins (plus de glycogène et moins de gras). Donc il s'agit de convaincre le corps en le reprogrammant.

•       Par les comportements alimentaires et l'alimentation Permamince® en phase de rattrapage d'abord et « à vie » ensuite,  ainsi que l'activité du corps.

•       Et par l'hypnothérapie du programme Permamince® qui vient appuyer les comportements alimentaires, la réponse du métabolisme et la motivation ainsi que l'énergie pour être actif de façon régulière, enthousiaste et soutenue.

Il s'agit, oui, de parler et de convaincre le corps par le biais du subconscient qui nous est ouvert avec l'hypnose; mais il s'agit aussi de savoir QUOI lui dire et comment le dire; en respectant le subconscient et la personne qui veut devenir, être et rester mince. L'on doit aussi, au besoin, travailler en thérapie et/ou hypnose sur ce que l'on appelle les « bénéfices » secondaires de l'obésité. Il y en a souvent et il y a même des cas ou une personne pourrait vouloir rester obèse, inconsciemment, parce que c'est son seul, ou un des seuls liens ressentis au niveau du subconscient avec un proche obèse, une mère en particulier.

Parfois, on s'enveloppe de graisse comme si l'on voulait s'enfouir dans une mère, surtout si elle a été obèse. Parfois, le lien maternel est simplement, mais fortement, lié à de la fausse nourriture; une fausse nourriture qui nous semble familière, rassurante... Ce sont des choses qui sont plus qu'utiles à découvrir.

Pour les comportements alimentaires, comme il est mentionné plus haut, s'il s'agit d'une personne qui désire « rattraper » son poids santé, elle peut faire en sorte que la majeure partie de son alimentation provienne des protéines complètes, avec gras ou non, sans retirer totalement les fruits et légumes qui viennent alors au deuxième plan, tel que démontré dans le guide Permamince® de rattrapage minceur (figure 2). Surtout ne pas négliger l'apport en fibre et introduire des légumineuses dans le plus de plats possible.

Ensuite, une fois le poids santé retrouvé, il s'agit d'adopter une alimentation saine selon le guide Permamince® « guide à vie » (figure 1).

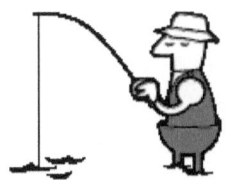

Nous allons parler plus loin de l'étiquetage des aliments (les faux aliments aussi sont étiquetés). En toutes circonstances, l'important n'est pas de suivre à la lettre sans rien comprendre, mais de bien comprendre et d'assimiler juste quelques notions de base. Ensuite d'accepter d'assumer ses choix et leurs impacts sur notre prise de poids en graisse. C'est le principe de la différence entre le fait de donner un poisson à quelqu'un pour qu'il mange aujourd'hui, ou de lui apprendre à pêcher pour qu'il se nourrisse toute sa vie durant. Et, donc, s'il ne se donne pas la peine de pêcher, qu'il sache qu'il ne mangera pas et s'il accepte cela alors c'est son choix et sa liberté.

## La minceur, le subconscient et l'hypnose

L'hypnose est un outil thérapeutique très puissant comparé à bien d'autres. Elle ouvre les portes du subconscient grâce aux multiples techniques hypnotiques.

Le subconscient est la partie de notre esprit ou se logent toutes nos habitudes, bonnes comme mauvaises et, malheureusement, certaines nous sont très néfastes. Certaines sont logées très profondément et d'autres moins. L'hypnose est l'outil le plus efficace pour y accéder. En fait, c'est l'outil de choix et la meilleure des clés pour accéder à ce niveau de notre pensée.

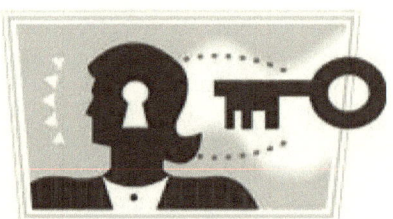

Dans la hiérarchie de notre esprit, il y a ce qui est le plus près du corps qui est l'inconscient, ensuite il y a le subconscient qui est un peu moins près du corps, mais qui se greffe à l'inconscient, le conscient qui n'est que ce qui est bêtement conscient et, enfin, pour ceux qui conçoivent une dimension ou un niveau spirituel, il y a le surconscient (à ne pas confondre avec le subconscient).

 L'inconscient est ce que la nature a prévu pour nous et qui vient à la naissance. L'inconscient est responsable du fait que l'on respire, que l'on avale ou que l'on cligne des yeux sans y penser, ainsi que tant d'autres fonctions automatiques. Voilà, c'est là où sont les automatismes qui nous sont venus naturellement dès les premiers moments de notre existence. Dans l'inconscient, il y a des programmes qui sont prévus entrer en fonction à un moment particulier de la vie, comme les phases de développement de l'enfance, la puberté ou même la ménopause, et il y en a d'autres qui sont en fonction tout le temps ou selon certains déclencheurs et stimulus.

L'on comprend ici que la nature a prévu le mécanisme des automatismes. C'est-à-dire que, non seulement il y a des automatismes avec lesquels l'on vient au monde, mais il y a aussi une « place » dans le cerveau ou dans l'esprit humain pour en apprendre d'autres, qu'on le veuille ou non. Cette « place » c'est le subconscient… Et « sub » voulant dire « dessous », l'on comprend qu'il se situe juste « sous » le conscient. Nous n'en sommes donc pas conscients ou alors pas tout à fait conscients.

L'instinct de manger et de bouger est dans l'inconscient. Il est programmé par la nature. De même, certains goûts nous sont plus agréables que d'autres parce que la nature nous a programmés en ce sens. Et, ici, je parle des goûts que l'on n'a pas à apprendre à aimer. Et pour savoir ce qu'ils sont, il s'agit d'observer le nourrisson au moment ou l'on commence à lui présenter des aliments solides. Sans aucune équivoque ni hésitation; de façon tout à fait naturelle, le bébé préfère le sucré. Pourquoi? Parce que la nature nous a voulu d'abord « frugivores », c'est-à-dire que la nourriture prévue pour nous par la nature est d'abord faite de fruits, exactement comme nos cousins génétiques, les grands singes et, évidemment, en général, les fruits sont sucrés tout naturellement.

Mais voilà, la nature n'a jamais prévu que l'on raffinerait ce qu'elle fait pousser, ni que l'on s'entêterait à isoler et extraire des substances particulières dans certaines choses qui poussent sur notre planète, comme le sucre dans la canne à sucre ou la farine dans les céréales. Les fruits, par exemple, contiennent du sucre naturel. Mais ce n'est pas parce qu'il est naturel que le sucre d'un fruit ne fera pas engraisser; c'est que ce sucre qui s'y trouve est imbriqué dans les fibres du fruit. La digestion d'un fruit se fait donc de manière normalement lente, et son sucre entre dans l'organisme de façon normale. Il en résulte que l'insuline du pancréas est sollicitée de façon normale et ainsi de suite... Cela est combiné avec l'effort de manger le fruit et la mécanique qui fait que le jus en sort de façon modérée avec la mastication. Il est facile de comprendre que si on extrait le jus d'un fruit, on n'a plus la fibre ni la mastication... Ce n'est plus un fruit; c'est une source de sucre sanguin trop élevée avec des vitamines. De même, le sucre dans la canne à sucre est une substance qui n'est pas destinée à en être extraite. La canne à sucre même, telle que voulue par la nature, est une plante à tige extrêmement fibreuse et pas vraiment comestible en soi.

Donc, l'instinct de manger est naturel et c'est un automatisme de l'inconscient. Même le goût du sucré, qu'en principe et idéalement l'on rechercherait dans les fruits entiers, est un automatisme inné de l'inconscient.

Mais il faut savoir que les automatismes acquis ou appris du subconscient viennent se greffer au contenu de notre inconscient. Par exemple, l'on apprend à manger des choses sucrées avec du sucre blanc et cela devient pour nous la façon apprise de fournir (lamentablement et négativement) notre organisme en ce sucre dont il a le goût dans son instinct de manger ce qui est sucré. En principe, le subconscient est là pour que nous puissions apprendre à associer un fruit à ce goût de sucre, selon le plan de la nature, pour que nous puissions programmer en nous que ce goût de manger du sucré sera comblé en identifiant des fruits pour pouvoir les cueillir. Ensuite, l'automatisme créé dans le subconscient fera en sorte que nous rechercherons et reconnaîtrons automatiquement le ou les fruits en question pour nous nourrir.

Donc, vous me voyez venir; nos habitudes alimentaires sont, évidemment, dans le subconscient et sont difficiles à modifier parce que, entre autres raisons, elles sont greffées à notre perception de nos besoins alimentaire. À cause de ce que l'on aura appris dans notre alimentation, l'on cherchera à combler un goût de sucré normal avec des aliments anormaux. C'est là que, malheureusement, le biscuit ou la toast au caramel remplace le ou les fruits. Et l'automatisme du subconscient fait que l'on cherche la toast au caramel ou à la confiture, ou le biscuit ou autre cochonnerie parce que notre corps (l'inconscient) « pense » trouver sa nutrition dans ces choses.

Et plus cet apprentissage faussé est commencé jeune, et plus il sera profondément greffé aux besoins du corps par « erreur ».

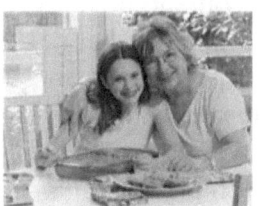

Ce ne serait pas si terrible encore s'il n'y avait pas aussi un contexte affectif mêlé à tout ça. Oui, la nourriture, dans notre « for intérieur », représente maman, pour la plupart d'entre nous. Parfois, c'est la maman que l'on a eue, et parfois c'est la maman dont on a manqué. De là part le concept qui nous vient si facilement de « nourriture de confort »;  le « comfort food », disent les Américains. La plupart du temps, cela devrait s'appeler « la fausse nourriture de faux confort » parce que, trop souvent, il s'agit de produits pleins de sucres cachés ou de sucres plus ou moins cachés. L'on parle souvent alors de pain, de pâtisseries, tartes, biscuits, macaroni ou autres pâtes trop cuites, de pommes de terres trop cuites, en frites, ou bouillies et/ou en purée, ou de carottes trop cuites, surtout en purée et sans la pelure.

Et pourquoi il s'agit trop souvent de produits de ce genre? C'est qu'ils finissent par créer une accoutumance, un peu comme de la drogue.

Et c'est une accoutumance qui se transmet de génération en génération, comme l'ignorance de ne pas savoir que ce sont là de faux aliments. Alors, imaginez que vous pouvez associer, sans le vouloir, de la drogue comme l'héroïne à l'affection maternelle… Ce serait dément non? Eh bien, ça ressemble à cela. La réponse de l'insuline du pancréas, à la suite de la consommation de ces faux aliments, fait en sorte qu'après avoir stocké le sucre sanguin en gras dans notre corps, il n'en reste plus assez pour l'énergie immédiate dont on a besoin. Alors, on se retrouve donc encore en « mal » de sucre ou d'un faux aliment à sucres cachés, comme l'héroïnomane se retrouve en « mal » d'héroïne. Et, de plus, ces faux aliments ont le culot de nous réconforter psychologiquement comme si un « pusher » de coin de rue s'était déguisé en maman affectueuse.

Donc, on a ici plusieurs façons dont le subconscient finit par se programmer à manger ce genre de produits qui se donnent, ainsi, l'allure et le nom de nourriture.

• D'abord juste par habitude d'apprentissage très profond et près de l'inconscient. Un lien est fait entre un goût et un besoin tout à fait naturel, normal et sain et un faux aliment qui n'a de vrai, finalement, que sa teneur en sucres, cachés ou non.

• Ensuite, par l'apprentissage au niveau plus cognitif, c'est-à-dire que l'on apprend à manger de cette façon en relation avec la famille, la mère et la société.

• Il y a, bien sûr, l'apprentissage affectif qui fait ce lien entre ces faux aliments et la chaleur, la tendresse maternelle.

• Et, pour finir, à cause de la réponse de l'insuline qui finit par créer cette accoutumance démente.

### Et le gras?

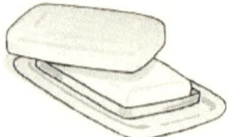

Par ces derniers passages relativement brefs et simples, je résume vraiment le plus « gros » du problème de poids ou d'obésité chez la plupart des gens. Vous remarquerez que je ne parle pas de gras. Je suis de l'école de pensée que le gras, en lui-même, ne fait pas engraisser ou très peu; et si c'était le cas, cela dépendrait de la sorte de gras et de sa qualité. Les avis des plus grandes sommités sont partagés et souvent contradictoires sur ce sujet. Et, parfois, les contradictions se retrouvent dans le même livre écrit par la même personne. Cependant, je penche du côté de ceux qui pensent que c'est vraiment la consommation de ce que l'on appelle les hydrates de carbone ou glucides simples ou pseudo complexes; c'est-à-dire, du sucre blanc simple, ou du glucose, fructose, lactose, maltose, dextrose et, etc. jusqu'à la tranche de pain de farine non entière ou la pomme de terre trop cuite qui est à la base de la très très grande majorité de tous les problèmes de surpoids en graisse. Pour la prise de poids en graisse, que la pomme de terre soit frite dans des gallons d'huile ou qu'elle soit bouillie ne change pas grand-chose. Elle est à éviter de préférence dès qu'elle est cuite.

Pour le programme Permamince®, il a été prouvé par certaines diètes de style Atkins, The Zone ou bien d'autres, que le réel problème de l'accumulation des graisses est dans la consommation de glucides et non de gras. Dans la diète Atkins, par exemple, la première phase n'exclut aucun gras dans l'alimentation et les gras sont consommés à volonté. Et pourtant, la personne maigrit. Elle maigrit parce que cette diète, dans sa première phase, exclut pratiquement tous les hydrates de carbone. Et cette phase est celle où la personne maigrit le plus. Je ne la recommande pas, justement, à cause de cette exclusion des hydrates de carbone. Trop de fruits et légumes sont donc exclus. Et elle n'a aucun moyen valable de travailler au niveau du subconscient. Mais cette diète, comme bien d'autres basées sur le même principe, a prouvé que ce ne sont pas les gras qui sont la source de la prise de poids en graisse, mais bien les sucres, les sucres cachés des farines et féculents autant que les sucres simples et non cachés.

L'hypnose donc…

Alors voilà, bien sûr, le surpoids est la conséquence de ce que l'on ingère, surtout en glucides « rapides »,  mais aussi, il est grandement la conséquence du contenu de notre subconscient. En hypnothérapie, c'est précisément le subconscient que l'on atteint. Il est rarement possible, évidemment, d'arriver à modifier le contenu du subconscient, à ce niveau profond, juste avec une ou deux séances. Le contenu est considérable et il est enraciné profondément. Deux séances au minimum sont requises, mais le programme prévoit, en sus, un CD audio d'hypnose à utiliser à volonté et un suivi.

D'ailleurs, dans le programme Permamince® il s'agit de reprogrammer la personne, corps et esprit, avec l'hypnose, mais aussi avec de vrais changements de comportements qui, en eux même, contribueront à reprogrammer ou, plus exactement, influencer fortement le corps et l'esprit. Ces changements de comportements n'étant parfois pas très faciles, l'hypnose vient encore faire son travail qui est aussi celui d'une motivation profonde et intense.

Donc, le rôle de l'hypnose dans ce programme se surmultiplie de la façon suivante :

• En convainquant le subconscient qu'il (la personne, le corps) ne manquera pas de nourriture, confirmant donc l'inutilité d'accumuler des « réserves » sous forme de graisse.

• En convainquant le subconscient, dans le même souffle, que la prise de poids en graisse est très ou trop néfaste pour la santé du corps et de l'esprit.

• En convainquant le subconscient qu'il n'accomplit rien du tout au niveau de la protection contre le froid ou contre la froideur des gens en se couvrant de graisse. Et que si ce besoin psychologique se fait sentir, qu'il sera bien mieux comblé avec des vêtements plus amples et plus épais.

• En programmant ou reprogrammant une collaboration avec l'inconscient pour que plus d'énergie soit disponible dans l'immédiat et que moins d'énergie soit stockée en graisse.

• Avec cette énergie disponible, et qui pousse à l'action, l'on peut plus aisément motiver la personne, en hypnose, pour qu'elle bouge et fasse de l'exercice ou des activités qui demandent un effort physique plaisant dans l'enthousiasme. Le même, en fait, que celui de l'enfant qui court partout et qui saute.

• En influençant le subconscient pour qu'il finisse par adopter une alimentation vraie et qu'il fasse le lien entre les vrais aliments et une bonne nutrition, et même entre les vrais aliments et l'affection ou l'amour. En l'occurrence, l'attention de la « mère nature » à cet effet ou l'amour de soi, que, de toute façon, il faut finir par retrouver de plus en plus.

• En enseignant les notions importantes et en contribuant à les assimiler le plus profondément et solidement possible.

# L'étiquetage des aliments (les vrais comme les faux)

- Toute l'information présentée dans le tableau de la valeur nutritive correspond à une quantité spécifique d'aliment.

- On trouve dans le tableau de la valeur nutritive la valeur calorique de l'aliment et sa teneur en 13 nutriments.

- Des nutriments additionnels peuvent être mentionnés sur certaines étiquettes.

| Valeur nutritive | | |
|---|---|---|
| par 125 mL (87g) | | |
| Teneur | % valeur quotidienne | |
| Calories 80 | | |
| Lipides 0,5 g | | 1% |
| saturés 0 g | | 0% |
| + trans 0 g | | |
| Cholestérol 0 mg | | |
| Sodium 0 mg | | 0 % |
| Glucides 18 g | | 6 % |
| Fibres 2 g | | 8 % |
| Sucre 2 g | | |
| Protéines 3 g | | |
| Vitamine A 2 % | Vitamine C 10 % | |
| Calcium 0 % | Fer 2 % | |

- Le pourcentage de la valeur quotidienne met cette quantité de nutriment en contexte. Il permet de vérifier d'un coup d'œil si la quantité spécifiée de l'aliment renferme beaucoup ou peu du nutriment en question.

- La quantité indiquée représente la teneur en nutriment de la portion déclarée de l'aliment (même lorsque cette quantité est égale à zéro).

L'étiquetage des aliments, les vrais comme les faux comprennent ces trois points.

- Les allégations nutritionnelles

- Le tableau d'indications nutritionnelles

- La liste des ingrédients

Pour ce qui est des allégations nutritionnelles, elles sont indiquées ou affichées clairement sur les emballages. C'est ce qui prétend qu'un aliment est « source de » ceci ou cela. Elles ne peuvent pas être fausses parce qu'elles sont régies par des lois, mais elles peuvent laisser de côté des choses importantes et elles peuvent porter à confusion. Par exemple, le fait de mentionner « faible en gras » ne veut pas dire grand-chose, surtout dans le contexte de notre programme Permamince®. En fait, elles sont surtout des façons d'attirer l'attention pour vendre. Il est plutôt recommandé de vérifier le tableau d'indications nutritionnelles et surtout la liste des ingrédients.

Pour plus d'information, visitez le site de Santé Canada :
http://www.hc-sc.gc.ca/fn-an/label-etiquet/index-fra.php

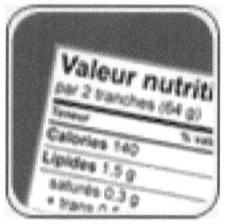

Tableau d'indication ou d'information nutritionnelle

Ce tableau nous indique les détails nutritionnels par
« portion »… Le mot « portion » est aussi arbitraire. C'est-à-
dire qu'il faut lire ce que veut dire une « portion » pour le
fabricant du produit… Pour le consommateur, une portion
pourrait être 500 grammes alors que, pour le fabricant, ce
pourrait être 100 grammes ou 700 grammes.

Il indiquera la quantité de sel, de fibres, de gras et ainsi de
suite et toujours par « portion ». Il indique aussi les
« calories ».

Les calories sont mentionnées sous cette forme : « Énergie
ou apport calorique » et cela indique donc le nombre de
calories par portion ; aussi exprimé en kilojoules; ce qui est
un peu ridicule… En effet, un aliment, ou même un faux
aliment, n'a pas de calories en soi. C'est le processus
d'assimilation dans le corps qui lui donne sa valeur
calorique en énergie. Les calories et les kilojoules sont des
mesures qui sont à considérer bien plus en mécanique et en
ingénierie qu'en physiologie. Ce sont des concepts
thermodynamiques. Le corps humain est bien plus complexe
que cela et l'énergie d'un corps gras est en général plus
difficile à aller chercher pour le corps que l'énergie

calorique d'un sucre. De plus, il y a des gens qui assimilent bien moins que d'autres et qui vont évacuer une bonne partie de ce qu'ils mangent dans les toilettes. Donc le concept des calories est considéré comme discrédité et parfaitement inutile pour ce programme.

Pour ce qui est des matières grasses ou lipides, le tableau indique la teneur totale en matières grasses par « portion ». Souvent, les différents types de gras sont indiqués, mais l'information la plus lue, à tort, est l'apport total en matières grasses exprimé en grammes. Alors, pour ceux qui comptent encore les calories, il y a 9 calories par gramme de gras, donc multipliez le nombre total en grammes par 9 et vous obtiendrez le nombre de calories fournies par le gras. Ce sont là, dans le contexte de ce programme Permamince®, des informations, en partie, inutiles, mais surtout désuètes et dépassées.

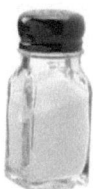

Le sel est présenté sous le terme « sodium » et cela donne une idée de la quantité de sel présente dans le produit. En principe, une consommation moyenne devrait se situer autour de 3 g (3000 mg) par jour, donc un maximum de 1000 mg par repas. C'est utile à savoir, mais si vous n'avez pas de problème avec le sel, tel que l'hypertension ou autre, alors il convient de ne pas tellement s'attarder sur le sodium ou le sel pour le début du programme. Dans la philosophie du programme Permamince®, nous nous attaquons à un problème à la fois. Cependant, une forte consommation de sel pourra causer une rétention d'eau dans votre corps qui fera monter facilement le chiffre sur la balance. C'est à prendre en compte et, surtout, ne pas se priver d'eau.

Il y a mention des hydrates de carbone sous le terme « glucides » et on y représente le total des sucres, amidons et fibres. Et cela ne nous dit pas grand-chose non plus parce qu'un sucre, dans sa fibre naturelle ou même dans une autre fibre, n'aura vraiment pas le même impact sur votre poids en graisse qu'un sucre sans sa fibre et quand seul le total est disponible il est difficile de connaître les détails les plus importants. Quand cela est indiqué, l'on peut voir le total en vrai sucre, mais encore, cela ne comprend pas les mauvais féculents qui se retrouveront en sucre dans le sang.

En plusieurs points, il est au moins tout aussi utile de se fier à la liste des ingrédients.

Pour ce qui est des fibres, elles sont toujours une bonne nouvelle dans un aliment et elles peuvent être divisées en deux catégories : celles qui sont solubles dans l'eau et celles qui ne le sont pas. Consommer des fibres permet d'éviter certains problèmes tels que la constipation, les diverticules (à l'intérieur du colon), le cancer colorectal, les maladies cardiaques, le diabète, l'obésité et le cancer du sein, mais surtout, elles permettent, dépendamment de la fabrication du produit, de donner un étalement souhaitable dans la digestion des glucides (sucres)

Pour être sûr d'en consommer assez, il faut manger des aliments qui soient le moins raffinés possible comme dans le guide alimentaire Permamince® où les fruits et légumes frais et entiers sont à l'honneur avec les légumineuses qui sont une source prodigieuse de glucides de bonne qualité, bien imbriqués dans beaucoup de fibres. La légumineuse est un « super aliment » dans l'école de pensée Permamince®. On peut trouver les fibres solubles aussi en tant que produit à mélanger avec de la nourriture ou de l'eau. C'est une excellente habitude à prendre surtout dans le contexte de ce programme Permamince.

Il est aussi inscrit la quantité totale de protéines. Donc il est judicieux d'en tenir compte. Les protéines sont primordiales dans ce programme, comme le démontre le guide alimentaire Permamince®. Il faut toutefois se méfier de la source de ces protéines. Jusqu'à preuve du contraire, le lactosérum (« whey ») est à proscrire à cause qu'il stimule énormément la sécrétion d'insuline.

Antioxydants

Certaines vitamines (C, E et bêta-carotène) semblent jouer un rôle primordial dans la prévention des maladies coronariennes, des cancers, cataractes et autres maladies et elles pourraient retarder l'effet du vieillissement. C'est à surveiller. On les appelle antioxydants, car elles neutralisent les radicaux libres.

(Pour plus d'information sur les antioxydants, vous pouvez visiter le site suivant : http://www.msss.gouv.qc.ca/sujets/santepub/nutrition/index. php?aid=18 )

Vitamines et minéraux

Les vitamines et les minéraux jouent des rôles essentiels pour la vie de notre organisme. Dans le programme Permamince® cependant nous recommandons toujours un apport en suppléments vitaminiques et autres nutriments. En particulier des multi vitamines, vitamine D et des omégas 3.

La liste des ingrédients

Elle nous renseigne sur la composition d'un aliment. Plus la liste est longue et moins l'aliment risque d'en être un vrai. La loi oblige les fabricants à placer les ingrédients en ordre décroissant. Le premier ingrédient, en haut de la liste, est celui qui est présent en plus grande quantité dans le produit. Cependant, les fabricants ont parfois la manie de diviser certains ingrédients ou certaines catégories d'ingrédients néfastes en plusieurs noms différents afin de les retrouver plus bas dans la liste. Par exemple, afin de sucrer un produit, l'on pourra utiliser sucre de canne, maltose, glucose, dextrose et ainsi de suite alors que ce sont tous des sucres simples et nuisibles. De cette façon, on peut dire qu'il n'y a qu'une petite quantité de chacun et les placer bien plus bas dans la liste, laissant croire que le produit contient peu de sucre. Il faut être vigilant, mais on s'habitue assez vite à se familiariser avec les étiquettes.

Un produit avec une courte liste d'ingrédients est souvent meilleur qu'un produit avec une longue liste. Les vrais aliments sont toujours assez simples.

Nous recommandons de se fier tout autant à la liste des ingrédients qu'au tableau de la valeur ou de l'information nutritionnelle. D'ailleurs, habituellement, il faut se méfier de tout nom d'ingrédient qui finit en « ose » parce qu'il s'agit de sucre raffiné la plupart du temps, comme dans l'exemple donné plus haut. Naturellement, il faut se méfier des féculents, farines non entières et autres épaississants.


## Conclusion

L'on peut déjà noter facilement que le programme Permamince® est basé, avant tout, sur la nutrition. De toute façon, la meilleure façon de convaincre le corps qu'il ne sera pas en famine c'est de bien le nourrir avec de vrais aliments consistants et qu'il reconnaît comme tels. Les suppléments alimentaires font évidemment partie de ce travail de persuasion qui n'est que vérité. Il faut d'abord ajouter et introduire les vrais aliments AVANT d'enlever les faux. Il s'agit que les vrais aliments prennent toute la place, dans l'estomac, les sources d'énergie et bientôt, dans l'univers psychologique de la personne qui veut revenir à son poids santé ou à sa minceur santé.


Avec une alimentation vraie et saine, une vie où l'on bouge et que l'on répond à ce besoin vital de bouger, et avec la reprogrammation du subconscient, sous plusieurs aspects, vous deviendrez, serez et resterez une personne mince et en santé.


Leo Lavoie nd CHt

# Conclusion générale

Le savoir c'est le pouvoir... Mais à qui doit-on faire confiance pour ce savoir justement? La réponse devrait être « d'abord à soi-même ». Il y a, tout d'abord, votre expérience personnelle et celle de vos proches, et il y a, ensuite, le choix des spécialistes, des études et des conclusions trop souvent contradictoires. Ultimement, et de plus en plus, ce sera au lecteur qu'il incombera de savoir. Heureusement, surtout avec Internet, le savoir se démocratise de plus en plus et se remet à jour constamment.

La raison en est fort simple à mon avis, c'est qu'on ne peut plus s'empresser de remettre la responsabilité du savoir entre les mains de gens qui ont des machins et produits à nous vendre ou même entre celles de ceux qui sont de bonne foi, mais qui ne savent pas à quel point leur savoir n'est, au moins en partie, qu'un pseudo savoir financé par des gens qui ont des machins et produits à vendre. Mais il n'y a pas que les machins et produits, il y a d'énormes lobbys alimentaires et pharmaceutiques, ne l'oublions pas. Et ils ont fait leurs preuves maintes fois en matière de détourner des faits en leur faveur et cela sous le nez et avec la complaisance des gouvernements et de certaines instances médicales.

Bref, remettez tout en question y compris tout ce qu'il y a dans ce livre.

Cependant, même les plus officielles instances en matière de nutrition et de médecine s'entendent avec cet énoncé : il y a deux causes majeures de l'obésité et du surpoids. J'ai nommé l'alimentation déficiente et la sédentarité. C'est très simple en soi, mais il y a des nuances et elles sont importantes; en particulier, celles qui démontrent que le corps engraisse et conserve son gras par ce qu'il répond, à sa manière, à un besoin de survie face à un danger perçu qui viendrait des diètes ou d'une alimentation déficiente. En ce sens, l'hypnose a joué et continuera à jouer un rôle qui sera de plus en plus important pour reprogrammer l'esprit, le plus près du corps possible.

Une autre des nuances importantes est dans ce qu'ont démontré des études sérieuses en matière de diètes; c'est-à-dire les diètes pauvres en gras versus les diètes pauvres en glucides. Ces dernières se sont trop souvent avérées supérieures à tous les points de vue pour que l'on puisse se permettre d'ignorer la chose et ne s'en tenir qu'aux calories.

Pour ce qui est de ces deux causes majeures, nous avons nommé l'alimentation déficiente et la sédentarité, elles sont simples à éradiquer en théorie. Il faut dépenser l'énergie pour qu'elle ne s'accumule pas sous forme de gras, et il faut que cette énergie, avant qu'elle soit en trop sous forme de glucose sanguin, doive venir d'aliments qui sont adéquats pour notre métabolisme humain.

C'est de là que part ce concept de calories ingérées pour calories dépensées qui est simpliste et désuet. Les calories, en fait, ne peuvent vraiment être prises en compte qu'à partir du point ou elles sont prêtes à être utilisées sous forme d'énergie, une fois toutes les étapes de la digestion passées ainsi que bien d'autres étapes d'assimilation.

Le problème réel c'est qu'à l'heure actuelle, une très grande partie de ce qui nous est offert en tant que nourriture, sous la complaisance de trop d'instances officielles, ne peut se qualifier en tant qu'aliments ou aliments adéquats.

Bref, plus que dans la seule théorie, c'est dans la vie de tous les jours, dans la réalité et dans la pratique que ce livre voulait venir à point. J'espère humblement que, tout au moins, il aura eu le mérite de stimuler le goût du savoir en ce qui concerne notre alimentation et notre métabolisme parce que le savoir c'est le pouvoir.

Fin

Leo Lavoie nd CHt

# Références et images

http://www.freedigitalphotos.net

Walter Willett M.d. Harvard School of Public Health,

http://office.microsoft.com/en-us/images/

Journal of Consulting and Clinical Psychology, 54, 489-492 Cochrane, Gordon, Friesen J, (1986))

Journal of Consulting and Clinical Psychology (1985)

Hypnosis as an adjunct to cognitive-behavioral psychotherapy for obesity; a meta-analytic reappraisal. J Consult Clin Psychol (1996; 64 (3): 513-516  University of Connecticut, Storr Allison DB, Faith Ms

Kirsch, Irving (1996). Hypnotic enhancement of cognitive-behavioral weight loss treatments--Another meta-reanalysis. Journal of Consulting and Clinical Psychology, 64 (3), 517-519.

Wikipedia.org

http://natural-buddy.com .

http://www.montignac.com

http://www.ajcn.org/content/82/1/69.full?sid=3ee8e2a0-240d-4fec-9705-af02a151fc82

http://www.healthcentral.com/diabetes/c/23544/17426/comments

http://www.pbs.org/wgbh/pages/frontline/shows/diet/interviews/willett.html

http://www.dietandbody.com/Atkins_calories.html

# Table des matières

Les catégories alimentaires

Les protéines

Les gras

Les glucides ou hydrates de carbone

Les céréales

**Chapitre VI – Le mécanisme du surpoids en graisse**

La glycémie

Le paradoxe métabolique

Les céréales (encore)

Les calories

**Chapitre VII – Le mécanisme de l'amaigrissement**

La cétose

La résistance et les plateaux

**Chapitre VIII – L'index glycémique et la charge glycémique**

Très haut index glycémique (environ de 80 à 115)

Index glycémique moyen (environ de 40 à 50)

Index glycémique bas (environ de 5 à 35)

Index glycémique pratiquement nul

## Chapitre IX – L'index insulinique, les produits laitiers et le lactosérum

Le petit lait

## Chapitre X – Et le gras?

Diabète de type 1

On se réveille un peu

Souvenirs de jeunesse

## Chapitre XI - Pour résumer un peu

Pour survivre

On engraisse bien les animaux…

Le yoyo

Parler au corps

Dépendance et accoutumance

Causes psychologiques

## Chapitre XII - L'exercice

Vérités et fausses croyances

## Le programme Permamince®

Comment et pourquoi?

L'alimentation, le guide alimentaire canadien et le guide Permamince®. (figure 1 et 2)